文經家庭文庫 209

過敏免疫

關鍵50⊕問

馬偕醫院
小兒過敏免疫科主任 **徐世達** 著

COSMAX
PUBLISHING Co.
Since 1981

文經社
Taiwan

防治過敏，預防、治療、衛教三管齊下

　　近年來，醫學界對於遺傳性過敏病的發生原因與治療方式已有革命性的重大發現及改進。其中最重要的是，我們瞭解遺傳性過敏病基本上乃是一種與多重基因遺傳有關，經由環境因素作用，所產生的慢性過敏性發炎反應。

　　此炎症反應會因受到各種誘發因素的激發造成臨床上的過敏發作，發作的部位則與所遺傳到的各別器官異常有密切的關係。當此炎症反應於支氣管時，稱之為氣喘病；發生於鼻腔、眼結膜時，稱為過敏性鼻結膜炎，發生於皮膚時，我們稱之為異位性皮膚炎。在遺傳性過敏病當中，曾造成多位知名人士死亡及其發作時有駭人的臨床嚴重度的氣喘病，最受人重視。

　　小兒遺傳性氣喘病之所以受到重視，乃因其在多數小兒科疾病目前因疫苗的施打、有效抗生素的發現，及醫療照護的進步，而大幅減少的同時，全球氣喘病的罹病率與死亡率反而有逐年增加的傾向。

　　醫療科技的進步，過敏用藥的安全度也大幅提升，只要聽從醫囑，就能獲得很好的控制，但過敏、氣喘的急性發作而造成死亡的案例，仍時有所聞，為什麼？

　　因為患者可能聽信偏方，或沒有按照治療方案用藥，或任由過敏發作而不就醫，使過敏的治療效果大打折扣。

　　從小的時候，我就經常目睹父親與祖父因反覆氣喘發作，病情日漸惡化，經常於坐於家中床邊喘鳴不止，無法尋

得適當治療，再加上自己本身也為嚴重氣喘病患，經常多日無法獲得良好睡眠，於是從小便立下志向，希望成為濟世救人、大幅改善過敏氣喘病人生活品質的過敏氣喘專門醫師。

所以，從事過敏專科醫師近30年，診治成千上萬的過敏患者之外，我積極參與推動台灣過敏氣喘衛教與慢性照護，以全方位照顧來提昇過敏氣喘病人的生活品質，這個心願與堅持，數十年如一日。

為了避免過敏疾病所造成的不幸事件一再發生，我非常重視過敏的衛教宣導，教導過敏兒與家屬瞭解氣喘病的正確致病機轉，與過敏免疫學的專科醫師密切配合，改善病童居家環境（降低塵蟎、過敏原濃度），早期接受適當的抗過敏發炎治療（尤其是吸入性類固醇），並學習如何使用尖峰呼氣流速計來監測與追蹤其病程，使他們能夠維持健康的身體狀況，過著與正常人相同的日常生活，甚至有痊癒的機會。

也希望藉由新書《過敏免疫關鍵50問》的出版，分享多年來的臨床經驗與國內外最新的過敏相關醫療研究報告，並呼籲過敏體質的女性，應從懷孕開始就有「預防過敏」的具體做法，才能使未來的新生兒少受過敏所苦。再次強調，患者應配合過敏專科醫師的建議，進行階段性的療法，不再被道聽塗說的資訊而誤導病情，讓我們一起攜手打敗「過敏」這個強大的敵人。

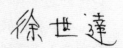

目次 contents

PART 3 破解氣喘的致命危機

給過敏患者的10個關鍵提醒！

❶過敏發作時可能會要命！但它是可以控制的，必須相信醫師，正確的使用藥物，不要誤信偏方而擔誤病情，發作的狀況若愈來愈嚴重，它會更難控制！

❷過敏體質會遺傳給下一代的機會很大，預防過敏應該從懷孕的媽媽就要開始，不要攝取家族中已經被證實會造成過敏的食物，減少對塵蟎、有毛動物、香菸的接觸，才能對新生兒有保護的作用。

❸放著過敏不去治療，任它一再的發作，一再的在發炎的狀況，可能引起各式各樣的併發症。

❹不要忽視塵蟎的存在，它是引起台灣90%兒童過敏體質發作的元凶！防治塵蟎是過敏患者和家長們最重要的課題，保持室內溼度在50%以下，可有效降低塵蟎的危害。

❺確定自己的過敏原！否則盲目的這也不能吃，那也不能做，不但不切實際，也會影響生活品質，只要確定過敏原然後避免接觸，生活不必時時拉警報！

❻不要怕使用適量的類固醇治療，少量的類固醇即可改善你的過敏現象，只要在專科醫師的評估下使用，不必擔心會有副作用。

❼如果曾經發生過任何藥物過敏反應，應該詳細記錄，並要告知醫師要避免相關藥物。

❽氣喘病患應養成使用尖峰呼氣流速計的習慣！它能在氣喘急性發作前，就給你警訊，它也是醫師診斷氣喘時可靠的依據，它就像糖尿病患要測血糖一樣重要！

❾嚴重的氣喘病患若要出國旅行時，應備妥緊急藥物，並請醫師寫好病歷摘要，出國前可經由台灣氣喘衛教學會的醫師轉介系統及專線，或經由網站，可先了解目的地當地的過敏科醫師姓名及聯絡方式。

❿曾經有過全身過敏反應的患者，應隨身攜帶自我注射式腎上腺素，並學會在緊急狀況時，如何使用它。

Part 1

關於過敏，你一定要了解的事

過敏是指人體與外界某些物質接觸後，引發體內免疫系統高度活化（以IgE為媒介），而造成的發炎症狀。

Q¹ 什麼是過敏？

過敏是人體內的免疫系統對外來的物質引起了過度的反應，而過敏的體質多半來自遺傳。

每天早上起床就狂打噴嚏，用了半包衛生紙？

臉上帶著不會消褪的黑眼圈，讓人以為是沒睡好？

不小心吃到某些食物，皮膚立刻長紅疹，還癢到不行？

高高興興的去度假，一進飯店房間卻覺得胸悶，呼吸變急促？

咳嗽咳了幾個月，時好時壞？

如果你不時的出現以上的症狀，那可能不是感冒，而是過敏。

為什會過敏？

過敏（allergy）源自希臘文allos和ergos二字，意思是「不正常的反應」。顧名思義就是「過度反應」。

醫學上的說法是，過敏是指人體與外界某些物質接觸後，引發體內免疫系統高度活化（以IgE為媒介），而造成的發炎症狀。引起過敏的物質我們則稱之為過敏原。

簡單的說，當我們的身體受到外來物質入侵時，體內的免疫系統扮演著防禦敵人的角色，也就是對抗這些外來物質，但是當免疫系統對某些外來物質的誤判和過度反應時，免疫系統如果把無害的物質當成危險的入侵者，就會產生大量的組織胺（histamine）、白三烯化合物（leukotriene）等具有強烈刺激性的化學物質，而引起打噴嚏、流鼻水、流眼淚、鼻塞和眼睛充血等症狀，我們稱之為「過敏反應」。

過敏發病以遺傳因素為最大。目前的研究確認，過敏性疾病是一類受多基因遺傳和環境因素影響的免疫性疾病，如家族中的多位成員患有過敏性疾病，那麼其後代成為過敏性疾病病人的可能性就比其他人大得多。

當父母都有過敏體質時，子女可能有80％獲得過敏體質；母親是過敏體質，子女有50％的遺傳機會；父親是過敏體質，子女有30％的遺傳機會；但也有過敏體質出現在兄弟、姐妹、祖父母、叔伯父母、表兄妹範圍之內。

過敏跟生活環境、氣溫變化、壓力過大也有關。長期

健康小教室

過敏體質遺傳的傾向很大

- 父母都過敏時，小孩約80％會有過敏病
- 父親或母親一方有過敏時，小孩約30-50％有過敏病
- 父母都沒有過敏病，小孩約1/10會有過敏病

處於過敏原含量高的地方，也會逐漸誘發過敏。

花粉、灰塵、塵蟎、黴菌、動物毛髮、羽毛、特定食物、藥物、化粧品等物質都是常見的過敏原。

認識遺傳過敏疾病

遺傳性過敏病基本上乃是一種與多重基因遺傳有關的障壁層缺陷與慢性過敏性發炎反應。此炎症反應會因受到各種誘發因素造成臨床上的過敏發作，發作的部位則與所遺傳到的各別器官異常有密切的關係。

當此炎症反應發生於支氣管時，稱為「氣喘病」；發生於鼻腔、眼結膜時，稱為「過敏性鼻結膜炎」；發生於胃腸時，稱為「過敏性胃腸炎」；發生於皮膚時，稱為「異位性皮膚炎」。過敏的程度會因個人體質以及免疫系統反應程度而有所差異。

另外，除遺傳背景外，有些孩子出生不久就表現出多種過敏性症狀，如新生兒、嬰兒期可以出現氣喘、過敏性眼結膜炎，或因牛奶過敏而出現反覆腹瀉等，三歲後又會發生過敏性咳嗽、過敏性鼻炎。而且，遺傳性過敏反應常常不僅只在一個器官發生，而是多種組織器官同時或相繼發病。

因此，不同的年齡，可以發生各個不同過敏反應，不過，家族中具有過敏性體質的人不一定出現同樣症狀或同樣的過敏性疾病，甚至具有過敏體質的人在未遇到一定數量過敏原時，也可以不出現任何症狀，或者一輩子也未發生過敏性疾病。但具有家族史的過敏兒發生過敏性疾病時

症狀相對較重，治療也較更困難。因此，患有過敏性疾病的父母一定要及早治療，千萬不要遺傳下一代。

台灣常見的過敏疾病		
過敏名稱	發生部位	症狀
氣喘	呼吸系統	呼吸困難、喘鳴聲、胸悶、慢性咳嗽
過敏性鼻炎	呼吸系統	早晨連續打噴嚏、流鼻水、鼻癢、鼻塞
過敏性結膜炎	眼睛	容易眨眼、紅眼、眼睛癢、灼熱感、黑眼圈
因食物引起腸胃不適	腸胃系統	噁心、嘔吐、腹瀉、腹痛、腸絞痛
異位性皮膚炎	皮膚	四肢關節、臉頰、耳後、頭皮、頸部等部位長出紅色小丘疹
蕁麻疹	皮膚	反覆出現在身體任何部位

Q² 過敏反應有哪些？

過敏反應常常突然發生，有時候是局部反應，但有時甚至可以危及性命。

過敏反應的種類

過敏反應為免疫反應所造成的組織傷害。身體對外來的物質產生免疫反應，目的在保護身體對外來物的侵害，但保護性的免疫反應有時也會損害身體而引起過敏症、血清病、及自體免疫疾病等過敏反應。過敏反應分為下列六個類型：

第一類：過敏性休克反應

由各種抗原誘發產生的特異性IgE抗體產生過敏性發炎反應，臨床上可引起各種過敏性疾病，如藥物過敏、食物過敏、乾草熱、過敏性鼻炎和氣喘等。過敏性疾病（尤其是遺傳性過敏病）於臨床上具有十分重要的地位。

這種過敏反應接觸過敏原後約30分鐘以內就產生症狀，因此又稱「立即反應」。

有些人吃了蕎麥會引起呼吸困難，或是吃蝦子會長蕁麻疹等等，都是很典型的第一型過敏反應，這一類反應常常突然發生，有時候是局部反應，但有時甚至可以危及性

命，像是因注射盤尼西林（penicillin）抗生素引發的第一型過敏反應，可在幾分鐘內就引發嚴重全身反應，而導致休克而致人於死。

第二類：毒殺細胞性過敏反應

這一類反應很少見，一般是由於過敏原引發人體產生抗體而產生，而此抗體又會攻擊人體正常的組織，因此造成人體健康的危害。

抗原均和細胞膜有關，或為細胞膜的一部份，或為附於細胞膜表面的抗原。臨床上包括以下四種：輸血反應、Rh血型不合、新生兒溶血性貧血、自體免疫疾病等。

第三類：免疫複合體所造成的過敏反應

這是由於人體內抗體與（外來）抗原形成的「免疫複合體」沈積在人體組織中所引發的過敏反應，稱為免疫複合體反應，這種過敏反應又稱血清病，常是使用過量抗血清導致。

臨床上可引起：類風濕性關節炎、全身性紅斑狼瘡、鏈球菌感染後腎絲球體腎炎、血清病、亞急性硬化泛腦炎、藥物熱、史蒂芬強生症候群等。

第四類：T細胞促成性免疫反應

此型反應又稱「延遲型反應」，主要由T淋巴球所引發，包括肉芽腫反應、皮膚的過敏性皮膚炎都與此種過敏反應有關。接觸過敏原後約24～72小時後產生症狀。最常見的是皮膚接觸有毒植物及化學物質（如化妝品）所產生的接觸性皮膚炎或皮疹。

第五類：刺激細胞性反應

刺激細胞性反應的抗原為細胞膜上某種接受器的一部份，可和特定的自體抗體或細胞激素結合，結合後可使細胞接受器發生結構上的變化，然後產生刺激信號使細胞興奮，臨床上主要發生在內分泌器官，可造成自體免疫疾病。臨床上典型病例為格雷夫氏病（Graves' disease）是一種因自體免疫產生刺激甲狀腺自體抗體，本疾病會造成甲狀腺機能亢進，其症狀包括心悸、肌肉無力、失眠、易怒與眼球突出等。

第六類：K細胞促成性過敏反應

病人血漿內含有的高分子量成分的甲狀腺球蛋白，這種甲狀腺球蛋白會結合武裝K細胞，來殺死自己體內與甲狀腺球蛋白結合的細胞，進一步會破壞自己的甲狀腺細胞組織，以致會造成病人甲狀腺機能低下。

免疫反應常不只由一種機轉造成，可能有多種機轉同時並存，因此臨床上須要小心檢查才能做最佳的治療。

預防重於治療

在與過敏體質拔河的過程，我常常跟患者強調「預防勝於治療」的觀念，這一句話用在過敏疾病中是非常重要的。因為，人體要產生過敏反應，一定先接觸到過敏原才會發病，最簡單的治療之道便是避免再接觸該物質，免得病情反覆發生，甚至惡化！

如果過敏的症狀實在太厲害，則可以考慮適當短暫地使用一些抗過敏或消炎藥物來抑制過敏反應，避免反應太強反而傷及正常組織與器官。

Q^3 過敏需要做哪些檢查？

積極尋找引起慢性過敏性發炎反應的過敏原，並加以避免，是目前最必要與最佳的抗過敏性發炎處置方法。

過敏的診斷

要先診斷是否為過敏疾病，醫師會先詢問病史，包括發病的症狀、發病的時間及間隔等相關的資料，由這些資訊，醫師可初步判定病人是否為過敏？對什麼東西過敏？是否需要再做更進一步的檢驗。

因為很多症狀看起來都和過敏很像，如眼睛癢、流鼻水、肚子痛、噁心、咳嗽等，一般患者很難判斷這是否由過敏所引起的，所以要由醫師來判定。另外，利用一些檢測的方法，可以確定是否有過敏，以及何種過敏原會造成你的過敏。

不過有些症狀還是可以從發生的時間做初步分辨，例如感冒引起的症狀，大約一個星期左右就會痊癒，但是因過敏引起的咳嗽、鼻塞等症狀，通常會持續很長時間，且固定在每天早上剛醒來、晚上，或半夜的時候出現，白天症狀較輕微。

一定要檢測過敏原？

過敏，是身體的免疫系統對外來過敏原的「過度反應」，所造成不適的症狀，輕則發癢起疹、打噴嚏、流鼻水、咳嗽、喘鳴、胃腸不適，嚴重時甚至有致命的危機，因此不可不防！

如果你經常有一些過敏的反應，卻一直找不到確切原因，那麼如果過敏專科醫師認為需要，就要慎重思考是否要做過敏原檢測。

如何檢驗過敏原

目前各大醫院是藉由詳細的檢驗來確定過敏原，常見檢驗方式有過敏原定性檢驗、特異性過敏原免疫檢驗和皮膚試驗。

1.進行過敏原篩檢

當醫師懷疑病人有過敏病時，會先進行食入性及吸入性過敏原篩檢，檢查方法為抽血檢測特異性免疫球蛋白E。篩檢結果為陽性時，接著進行下一步的個別過敏原檢測，以找出病人對哪一種過敏原過敏。

2.進行個別過敏原檢測

抽取6~8毫升的血，進行個別過敏原測試。經由此法，可以了解病人對哪一種過敏原過敏。個別過敏原測試有兩種方法：

a.半定量檢驗法，可檢測36種常見過敏原，包括20種

吸入性及16種食入性過敏原。

　　b.定量檢驗法，可檢測多種常見吸入性或多種常見食入性過敏原，也可檢驗一些較少見的過敏原。

3.穿刺皮膚測試

　　將特異性過敏原試劑置於單支或八支腳的過敏原投予器，在前臂腹側用力壓迫皮膚，於15~20分鐘後判讀有過敏者會有紅腫反應。

①八支腳的過敏原投予器在前臂腹側用力壓迫皮膚進行特異性過敏原皮膚測試。

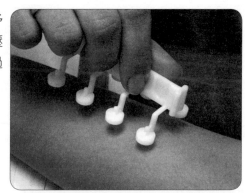

②八支腳特異性過敏原皮膚測試呈現塵蟎（屋塵蟎DP粉塵蟎DF）陽性皮膚過敏反應。有紅腫，且直徑大於陰性對照3毫米或直徑大於陽性對照一半以上，即可稱為陽性反應。

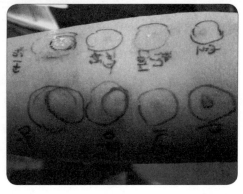

③ 單支過敏原投予器填
充過敏原，要進行特異
性過敏原皮膚測試。

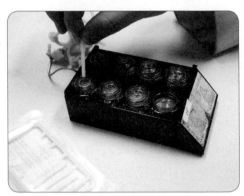

④ 單支過敏原投予器在
前臂腹側用力壓迫皮
膚進行特異性過敏原
皮膚測試。

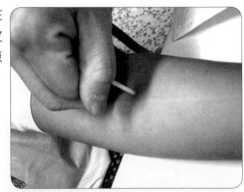

⑤ 單支特異性過敏原皮
膚測試呈現陰性混合
塵蟎皮膚過敏反應。
有紅腫，且直徑大於陰
性對照3毫米或直徑大
於陽性對照一半以上，
才可稱為陽性反應。

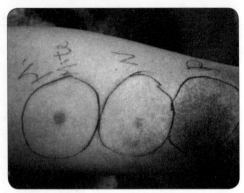

4.食物激發試驗

嚴格限制懷疑過敏的食物14天之後再進行食物激發試驗，實施時須慢慢從小量逐漸地增加食物蛋白量，若給食物蛋白量累積到10公克仍無症狀，則表示對此食物無過敏現象。

但有可能會引起嚴重的過敏反應，所以需要在醫院醫生護士等接受過專業培訓的人員的監控下按程式實施，實施的醫院須有相應的搶救設備和措施。

Q4 該不該做食物激發試驗？

食物激發試驗其本身就具有一些潛在的危險性，包括致命的急性過敏反應，異位性皮膚炎的惡化，甚至是增加情緒上的壓力。

什麼是食物激發試驗？

目前常用於確認食物過敏的方法是過敏原皮膚試驗和血清特異性IgE檢測，但食物激發試驗是診斷食物過敏的標準。它包括開放、單盲、雙盲三種試驗方式。

1.開放試驗

醫師給予患者正常形態的激發食物，雙方都知情。當可疑食物類型廣泛時，患者可在家中採先用開放試驗對可疑程度低、預期症狀輕的食物進行篩查，然後如果必要時，再使用下列單盲或雙盲試驗，對於開放試驗呈現陽性反應的食物，進行進一步驗證。

2.單盲試驗

醫師在顏色、質地、氣味和口味等方面充分偽裝激發食物，並設置相同外包裝的非激發食物且不會產生過敏反應的安慰劑。試驗完成後才對患者揭曉。對懷疑心因性食物過敏的患者，可先給予安慰劑，如果結果陽性，需至少檢測兩次。

3.雙盲試驗

試驗前，患者要嚴格避免攝入可疑食物，如無症狀且未用對症藥物，則空腹從安全劑量開始，每隔20～30分鐘逐漸增加劑量直至總累加量大於等於日常攝入量。每次只測試一種食物，在醫療機構由有經驗醫師進行，如果某一食物曾引發致死性反應，應儘量避免或在醫院甚至重症監護病房監護下進行試驗。在每個劑量激發前都要準確記錄所有症狀、反應以及相關檢測，給予最終劑量後仍要繼續觀察患者1～2小時。

為什麼要做食物激發試驗

在醫師監督下的診斷性食物激發試驗，它的用途包括食物過敏病人初期的診斷或是之後的追蹤。

食物激發試驗的適應症

a.診斷出會造成急性過敏反應的食物並監測過敏反應的緩解。

b.確定一些跟食物過敏原相關的慢性病理狀態，例如：異位性皮膚炎、嗜伊紅性食道炎，是否會造成立即型的食物過敏反應。

c.擴充那些處於多重食物限制病人的食物內容，尤其是主觀症狀有頭痛，或是過動傾向的病人。

d.評估對食物交叉反應的耐受性。

e.評估食物製作過程對於食物過敏耐受度所造成的影響，例如：花粉食物過敏症候群的病人對於煮熟的蔬菜和水果是否可以產生耐受性。

食物激發試驗的好處和危險性

做食物激發試驗會有兩種結果，產生過敏症狀的食物激發試驗叫做「陽性」的激發；而沒有產生反應的食物激發試驗就叫做「陰性」的激發。從1976年以來，文獻記載上並沒有因為食物激發試驗致死的紀錄。

然而陽性的食物激發試驗其本身就具有一些潛在的危險性，包括致命的急性全身型過敏反應，過敏型皮膚的惡化，甚至是增加情緒上的壓力。特別是較大的孩童，青少年還有成人，都可能因此對食物過敏產生焦慮。有心血管疾病的病人，急性過敏反應和治療都可能增加他們的罹病率。

陽性食物激發試驗的優點

- 對於過敏食物的確診，證明嚴格避免此類食物是需要的
- 減少不經意接觸過敏食物的危險
- 減少對於未知過敏食物的焦慮
- 肯定病人和家屬對於避免此種食物所付出的努力

陰性食物激發試驗的優點

- 擴充可食用食物的範圍
- 改善病人的營養和生活品質

Q⁵ 過敏能不能治癒？

> 「醫生，過敏到底能不能治得好？」我的答案是：「雖然無法完全痊癒，但是可以完全控制，以致不再產生臨床過敏症狀」。

過敏治療的成效好不好，往往取決於病人的合作。因為，治療過敏疾病的第一守則是「找出過敏原」，要儘量避免再與過敏原接觸，同時要大幅減少居家環境中空氣污染物與化學刺激物的濃度，不要一再的讓身體產生發炎的反應，這就會讓病患在生活上產生極大的保護改變。但很多人往往在急性發作之後得到緩解，就忽視過敏帶來的身體傷害，結果一而再的讓過敏持續發作。

過敏能不能治得好？

「醫生，過敏到底能不能治得好？」我的答案是：「雖然無法完全痊癒，但是可以完全控制，以致不再產生臨床過敏症狀」。

通常我們可將誘發過敏性體質發作的因素大分為兩大類：其中，呼吸道病毒感染、過敏原（包括居家環境中的塵蟎、蟑螂、黴菌、貓狗等有毛寵物），與空氣污染物（包括懸浮

微粒、化學刺激物和香菸）等可直接誘發過敏的發作。要預防這類型的過敏，必須靠著避免接觸過敏原與空氣污染物才行。

而另一類的誘發過敏性體質發作的因素，如：持續劇烈運動、吃冰冷食品、天氣濕度溫度的激烈變化，如季節進入乾冷的秋天或是午後雷陣雨、進出冷氣房其室內外溫差大於攝氏7度、和精神情緒的不穩定；玩的太興奮，或是挨罵心情很鬱悶等，則只會對早已存在過敏性發炎且已高過敏度的器官如支氣管等，造成支氣管平滑肌的暫時性收縮反應，所以，只要病人的慢性過敏性發炎反應經過過敏免疫學專科醫師的適當處置獲得改善後，病人即可不再受其影響。

也就是說，過敏病人穩定以後，即使參加奧運會馬拉松賽跑或是吃冰淇淋都不會再誘發過敏發作。

因此，我認為對於過敏病兒包括氣喘、過敏性鼻炎、異位性皮膚炎等的處置，除了適當地用抗發炎藥物治療或預防性投與和加上必要時的支氣管擴張劑、抗組織胺或全身性抗微生物製劑投與（以治療其繼發性微生物感染）外，對病兒及其家屬進行衛教使他們瞭解過敏病的發炎本質，並儘量教導其改善其居家環境，避免或減少過敏原（包括塵蟎、蟑螂、黴菌、貓狗等有毛寵物以及經食物激發試驗確定的食物）以及空氣污染物（包括懸浮微粒、化學刺激物和香菸）等的接觸，避免造成皮膚黏膜障壁層的反覆受傷與不完全修復，甚至形成不可逆身體傷害，是現在最為合理的治療方法。

Q6 吃益生菌對改善過敏有效嗎？

國內有研究顯示，產婦服用益生菌能同時降低母親與嬰兒過敏的機率。

益生菌是什麼？

電視上常有多攝取益生菌能改變過敏體質的廣告，過敏病人常常問我有沒有效？吃益生菌真的能提升免疫力嗎？

益生菌（probiotics）是泛指存在於宿主中活的微生物或者是微生物的成分，且對其宿主是有益的。它們主要都是會產生乳酸的細菌，包含有乳酸菌（Lactobacilli）、比菲德氏菌（Bifidobacteria）、而且也包括啤酒酵母菌（Saccharomyces boulardii）。

一般的益生菌要符合以下的條件：

· 從人類腸道中粹取而來、非致病性的、使用起來很安全無副作用
· 能夠抵抗胃酸、膽汁和一些胰臟酵素
· 能夠吸附在腸道細胞上生長

當然，最好的益生菌是要能夠產生對抗壞菌的效果，

且具有有良好的免疫調節功能。益生菌可改善腸內微生物的相互平衡且有益於宿主的活菌，可以調節腸道的菌叢，可重新調節並增強腸內的整體免疫機制。

最新的研究顯示，益生菌可以調節體內的免疫機轉：它可以透過增加抗發炎細胞介質，如TGF-β（乙型轉化生長因子）、IL-10（介白質10）等，來促進Th1（第一型幫助型T細胞）抗發炎機轉；也可以透過抑制促發炎細胞介質如IFN-γ（丙種干擾素）、IL-12（介白質12）等，來抑制Th2（第二型幫助型T細胞）過敏機轉。

有些功能性益生菌經過特殊的篩選後，經由臨床人體研究證實有功效：對已過敏的人可以減緩其過敏病的臨床症狀與其發炎的反應；而對尚未過敏的人，則可以預防過敏病的發生。

母乳有較多的益生菌

但是並非所有益生菌的菌種都有相同的特徵及效果。而其他如：半乳糖寡糖（Galacto-oligosaccharides）、果糖寡糖（Fructo-oligosaccharides）、菊糖（Inulin）、洋車前子（Psyllium）等食物，它們的效用是可以促進體內益生菌的效果，所以稱為益菌生（Prebiotics）。如果將此益生菌與益菌生混合起來使用，其效果會更好，一般稱為共生質（Synbiotics）。

餵母乳的嬰兒，腸道中含較多的比菲德氏菌和乳酸桿菌，而餵食一般配方奶的嬰兒，腸道中含較多的類細菌（Bacteroids）、梭狀桿菌（Clostridia）和腸道細菌科（Enterobacteriaceae）細菌。

　　有異位性體質的小孩與正常小孩比較，其腸道中含有較多的梭狀桿菌（Clostridia），而含有較少量的比菲德氏菌。

　　國內一項研究也發現，產婦產前四個月服用乳酸菌，母親過敏由50％降為23％，嬰兒濕疹由30％降為13％。顯示產婦服用益生菌能同時降低母親與嬰兒過敏的機率。但是，益生菌在治療氣喘則無法顯示有正面的療效。

　　目前我們認為某些益生菌可以預防與改善異位性皮膚炎，對緩解過敏性鼻炎症狀可能有些幫助，但是須有更多研究確定。

重點筆記

　　並非所有益生菌的菌種在使用相同劑量下，對不同人種與不同過敏病都有相同的臨床效果。我們目前將益生菌定位為健康食品，仍然須要有進一步的研究來確定其對過敏疾病是否有預防與緩解症狀的效果。

Q⁷ 魚油能改善過敏體質？

國際文獻顯示母親從懷孕20週開始，每天補充魚油（ω-3 PUFA），可轉變新生兒的免疫反應。

吃魚油有效嗎？

深海魚油含有大量的ω-3多元不飽和脂肪酸。在懷孕母親之飲食中增加ω-3多元不飽和脂肪酸可預防十八個月前之喘鳴。

國際文獻顯示母親從懷孕20週開始，每天補充魚油（ω-3 PUFA），可轉變新生兒的免疫反應。

換句話說，母親在懷孕其間補充魚油，可調控新生兒免疫反應，而有預防過敏性疾病的效果。最近有一些研究的結論指出，母親如果在懷孕期，能夠攝取比較多的深海魚類，可以減少嬰兒出生後異位性疾病的發生率。

雖然目前的研究，有關嬰幼兒補充DHA對減少嬰兒出生後異位性疾病的發生率還是有不一致的結論，但多數的研究結果是支持的結論。

目前的研究結果顯示，提前在懷孕期增加媽媽攝取魚油可以減少嬰兒一歲以前對日常食物過敏的機會和異位性皮膚炎的盛行率與嚴重度，並且有可能持續降低濕疹、花

粉熱及氣喘的發生率至青春期。

從懷孕開始補充魚油

也有研究結果指出，嬰兒補充魚油可以減少某些過敏疾病臨床表現的發生率。但當其他誘發因素加入參與影響時，此保護效果可能無法顯現出來。

也有研究結果顯示，讓懷孕的媽媽補充ω-3 LCPUFA生出來的寶寶，在寶寶兩歲以前，發生IgE相關疾病的機會比較低。媽媽或寶寶的血液中DHA和EPA的濃度越高，發生IgE相關疾病的機會就越低。媽媽或寶寶的血液中DHA和EPA的濃度越高，寶寶產生多重過敏臨床症狀的機率越小。

食物中ω-3多元不飽和脂肪酸魚油的來源最好取自小型深海魚類，以減少因攝食大型深海魚類所造成人體內汞含量偏高的危機。

由於母乳內含有很多可以促進新生兒正常免疫力的多種成份，且其所含的人類蛋白與較多量的ω-3多元不飽和脂肪酸，不易造成過敏新生兒致敏化的產生，再加上餵食母乳的新生兒腸道內會產生大量的益生菌，所以我們認為餵食母乳是預防新生兒產生臨床過敏病的最佳選擇。

但是，對於無法全部餵食母奶的新生兒寶寶給予適度的低過敏水解蛋白配方奶粉，也能使新生兒寶寶未來產生過敏體質與臨床過敏病的機會大幅減少。

Q⁸ 蕎麥也可能引起休克？

> 蕎麥過敏的病例並不常見，但在已經致敏化的病人，可能會產生厲害的反應。

喝五穀雜糧豆漿差點丟了性命

有天急診送來一個病例，一位32歲女性，過去有氣喘的病史，但並未規則用藥控制。她在喝了含有蕎麥、大豆，以及白芝麻做的五穀雜糧豆漿後約5分鐘，產生了呼吸急促、全身性紅疹、發紺以及意識模糊的症狀。

我們先為做了急救的處理，等生命徵象回到正常範圍之後，幫她安排了皮膚測試，以及血液的特異免疫球蛋白E的檢驗，發現她對蕎麥有過敏，因此最後診斷為蕎麥導致的過敏性休克。

僅僅一瓶五穀雜糧豆漿，就差點害她丟了性命。這就是可怕的「全身型過敏反應」。

蕎麥全身型過敏反應

蕎麥是全世界某些地區很重要的一種作物，把蕎麥當作健康食品，受到越來越多人的關注。有報告指出蕎麥茶

有預防腿部水腫的功效；而蕎麥做的食物有降血壓以及降血脂的功效，蕎麥可以用來製造不含麩質的麵粉，所以它可以被對麩質過敏性腸病變（celiac disease）的人食用。

蕎麥過敏是一種免疫球蛋白E調節的過敏反應，有時候它會造成類似花生過敏的嚴重反應。過敏的反應可以在吃了蕎麥之後、職業上的接觸，或是在家中睡了用蕎麥殼枕頭填充的枕頭之後產生。可能有氣喘、過敏性鼻炎、蕁麻疹，以及血管水腫的症狀。

在南韓，蕎麥麵粉是學齡兒童以及成人一個很重要的食入過敏原，其過敏原皮膚測試的陽性率為5%。在南韓，年紀較小的小孩吃到含有蕎麥麵粉食物的機會是很少的，但是很多南韓小孩會使用蕎麥殼的枕頭，用來促進健康以及智力。但只要有少量的蕎麥粉附著在蕎麥枕頭上，就會造成對蕎麥粉的致敏化。因此在那些有接觸到這些枕頭的氣喘患者，必須把蕎麥殼枕頭考慮為造成其夜間氣喘的主要原因。

蕎麥過敏的免疫觀點

有很多種類過敏原在普通種蕎麥中被發現，且蕎麥過敏原對熱是穩定的，即使經過烹煮，它們還是會持續存在。

蕎麥過敏的病例並不常見，但在已經致敏化的病人，可能會產生厲害的反應，像是急性氣喘發作或是過敏性休克，千萬不可大意。

有一位57歲的男性病人，在他食用過蕎麥麵40分鐘過

後，產生兩次的昏倒、意識喪失、血管水腫、失禁，以及全身性蕁麻疹的症狀。在這次發作之前約兩年半，他也曾經因吃蕎麥麵引發舌頭麻、頭昏、蕁麻疹、心悸，以及昏倒的症狀。在一年半前，他還曾經因吃五穀雜糧饅頭（含有蕎麥）而引起全身性蕁麻疹。因此我們幫他安排了特異性免疫球蛋白E（specific IgE）的檢查，發現他對蕎麥有過敏的狀況，因此確定他蕎麥過敏的診斷，以後他只能忍住口腹之慾，絕對不能再吃蕎麥了。

Part 2

防治過敏原大作戰

在我們居家的環境中，如果不注意塵蟎的控制，一張床墊中就可以長出一百五十萬隻塵蟎，如果將整個室內生長塵蟎的場所加起來，一個家庭中蟲體的數目可能比整個台灣的人口數還多。

Q⁹ 如何有效防治塵蟎？

保持室內溼度在50%以下，是降低塵蟎及其致敏物最重要的方法。

小兒過敏的原因，九成來自塵蟎

在台灣引起兒童過敏病常見的吸入性過敏原有家塵蟎、狗皮屑、蟑螂、貓皮屑、黴菌、羽毛、和花粉等。常見的食物性過敏原則包括牛奶、蛋白、鱈魚、蚌殼海鮮、蝦子、和螃蟹等。

在大部分溫暖潮濕的地區，家塵蟎是家中最主要的過敏原。它會導致多種過敏性疾病，例如過敏性鼻炎、氣喘及異位性皮膚炎等。根據我們的經驗，在台灣誘發小兒過敏體質發作的最重要過敏原仍以塵蟎最多，約佔90%以上。

環保署曾委託台灣大學昆蟲系徐爾烈教授進行蟎相調查，結果發現台灣地區75%的住家中充斥著塵蟎，室內每公克灰塵中隱藏著平均兩千隻甚至有的高達一萬隻以上的塵蟎，遠高於誘發過敏氣喘所需要的每公克灰塵一百至一千隻以上塵蟎的濃度。而台灣地區居家室內總蟎數分布以地毯最多，其次為棉被、床墊、枕頭、地板、及沙發。

而在台灣地區的不同居家塵蟎種類中，以屋塵蟎的數量最多，約占55％到75％，粉塵蟎次之，而這兩種塵蟎通常會引起氣喘、過敏性鼻炎、過敏性結膜炎、蕁麻疹與異位性皮膚炎。所以了解塵蟎的生態進而降低家中塵蟎過敏原的濃度是刻不容緩的事。

家塵蟎的生命週期有五個階段：卵、幼蟲、第一若蟎、第三若蟎及成蟲，成蟲之後進行有性生殖。從卵到成蟲的整個發展過程，受到外界溼度及溫度的影響很大。例如：屋塵蟎最適宜成長的溫度是攝氏二十五度，太高或太低的溫度皆會使塵蟎的生長緩慢。

此外，家中不同地方的塵蟎，因溫度的不同，成長的速度也不同。例如在冰冷地板上的地毯中的塵蟎，其生長速度則比沙發中的塵蟎還慢。塵蟎的糞便、唾液、屍體及生殖道的分泌物皆會造成過敏反應。

除了溫度之外，溼度對於塵蟎的影響亦相當大。塵蟎體內的水分含量約佔體重的70~75％，它們藉由吸收外界空氣中的水蒸氣來達到體內水分的平衡。塵蟎所需的環境溼度，隨周遭的溫度不同而異。例如：粉塵蟎在攝氏20℃至25℃的情形下，足以維持體內水分的平衡的最低底限環境溼度是55％。

跟著我這樣做，將塵蟎降到最低

1.降低室內溼度

保持室內溼度在50％以下，是降低塵蟎及其致敏物最重要的方法。可使用高效能除濕機或冷氣機來降低室內溼

度。

2.移除地毯、厚窗簾布、坐墊及彈簧床

因地毯、厚窗簾布、坐墊及彈簧床容易堆積皮屑和保留水分，是塵蟎生長的溫床，建議把地毯及彈簧床移除，厚窗簾布改成較薄的材質或百葉窗，沙發或椅墊的表面用皮革材質或以木製家具取代。

對塵蟎具有嚴重過敏的病童家庭，最好全家睡木板床或地板上墊以韻律操用的塑膠拼墊；全家所有的房間須移除彈簧床墊、椰絲墊、及海綿墊，不可使用草蓆、榻榻米、浴巾被、毛毯、或厚重的棉被，否則須以經美國食品藥物管理局認證的防蟎套包覆。

3.須使用經美國食品藥物管理局認證的防蟎套

根據我們的研究統計，移除彈簧床六週後，平均塵蟎濃度下降61%（Der p 1, ELISA），尖峰吐氣流速（PEFR）平均上升49升／分（L/min），氣喘臨床症狀分數平均進步4.2分。而使用美國食品藥物管理局認證的防蟎套者，則平均塵蟎濃度下降62.4%，尖峰吐氣流速平均上升68升／分，氣喘臨床症狀分數平均進步3.15分。兩種情況與未移除彈簧床也未使用防蟎套者比較，統計上皆呈現有意義的改善。

5.寢具的洗滌

至少一個星期用攝氏55度以上的熱水或烘乾機先處理寢具（枕頭套、被子、床單）10分鐘，再以清水洗滌乾淨，兩個步驟缺一不可。因為烘乾或乾洗只能殺死塵蟎，卻無法破壞所有的致敏物質。而若單單只有水洗，則可去除致

敏物質（因其為水溶性），但卻無法使塵蟎死亡。所以使用的寢具材質必須可耐熱水清洗的。

5.以有高效能粒子空氣過濾（high-efficiency particulate air filter；HEPA）系統的吸塵器吸地毯

若不願意或無法移除地毯的話，則至少一星期以HEPA吸塵器吸地毯一次，且要勤於更換吸塵器袋子。吸塵器袋子要有兩層，以防止致敏物在吸塵的過程中汽化。

不過即使如此，吸塵器還是只能移除表面的塵蟎及其致敏物，較深層的則沒有辦法。

6.冰凍塵蟎

每個禮拜把填充玩具、小玩偶、小枕頭或衣服放入冷凍庫中，維持攝氏零下十七至零下二十度二十四小時以上，可以有效的殺死塵蟎。之後還

重點筆記

在我們居家的環境中，如果不注意家塵蟎的控制，一席床墊中就可以長出一百五十萬隻家塵蟎，如果將整個室內生長家塵蟎的場所加起來，一個家庭中蟲體的數目可能比整個台灣的人口數還多。很多病患的過敏的症狀不容易控制，氣喘和過敏性鼻炎越變越厲害了，和環境中家塵蟎數目太多有很密切的關係。

需以清水洗滌，以去除塵蟎屍體及致敏物。

7.使用空氣濾淨器

住家空氣濾淨器（包括HEPA）是常用的機械過濾器，

其在居家塵蟎防治的角色尚未確定。

8.定期清理空調系統及濾網

因塵蟎很少聚積在空調系統中，所以這個步驟是無法防治塵蟎，但可去除灰塵、碎屑及黴菌過敏原。

另外，在作居家環境清潔時，塵蟎過敏的病人應在清潔時及清潔後1小時內遠離該處。對於塵蟎而言，狗貓的皮屑可以是它的食物，所以移除寵物過敏原對於塵蟎過敏的人也有幫助。

Q¹⁰ 令人討厭的蟑螂，要怎麼消滅它？

所有的食物應妥為儲藏，不讓蟑螂有竊食的機會，清理垃圾、廚餘需密封包起來。

　　蟑螂是群居的昆蟲，出來走動的多以雄蟑螂居多，經常出沒於不衛生的地區，負責繁衍後代的母蟑螂及小蟑螂通常不會出來覓食。蟑螂是夜行性昆蟲，蟑螂喜歡躲在溫暖潮濕的地方，例如廚房、餐廳、浴室、儲藏室、櫥櫃、抽屜、牆壁傢俱的縫隙、垃圾堆等；白天躲在排水溝或牆壁、櫥櫃、抽屜、傢俱的空隙裂縫中，待夜深人靜時才由排水孔、電線管等爬進廚房、浴室的地板排水孔或流理台、洗手台、浴缸等沒有存水彎的排水孔侵入爬入家中。

　　俗稱的「小蟑螂」亦即德國蟑螂（體黃棕色、長約1.2-1.6公分）及美洲蟑螂（大蟑螂，體紅棕色、長約3-4.5公分），是住家中最常見的蟑螂。

　　吸入蟑螂的屍體、排泄物及接觸蟑螂的分泌物是造成氣喘過敏的主要原因，但要完全根絕蟑螂過敏原非常困難，尤其台灣地區氣候溫暖潮濕，再加上都市地區由於外在環境污染嚴重、居住環境封閉、家中擺設複雜，都提供蟑螂最適合生存的環境。

有效！封鎖蟑螂全面啟動

1.整頓環境衛生

蟑螂的防治首重環境衛生，落實家中清潔，廚房、傢俱、牆壁經常擦拭洗滌，以減少蟑螂生存繁殖之條件。

2.儘量不讓蟑螂進屋

a.晚上就寢前，應將廚房、水槽、浴室、盥洗盆的排水孔予以密蓋，防止蟑螂沿排水管逆行而上，排水管線應設置存水彎得以儲水，讓蟑螂無法涉水而過。

b.最簡單的方式便是在管道口添加比德國蟑螂體型還小的濾網，但要注意濾網洞的大小與定期修護。

c.修補自室外進入室內的破損管線，並在管道口添加濾網。

d.牆壁細縫、空隙、室內地板，可以矽膠填補縫隙。

e.少使用夾板與天花板，不留蟑螂藏匿空間，不堆積雜物。

3.不讓蟑螂有食物

所有的食物應妥為儲藏，不讓蟑螂有竊食的機會，清理垃圾、廚餘需密封包起來。

4.適當的滅蟑餌劑使用

滅蟑噴劑的刺激氣體以及煙霧式藥劑容易造成過敏兒的不適，建議可採用滅蟑餌劑，滅蟑餌劑放置在蟑螂容易出沒的管線、轉角、與隙縫附近。

注意！儘量避免使用滅蟑噴劑或是煙霧式滅蟑藥劑，以免刺激性氣體造成過敏兒的不適，甚至過敏氣喘症狀的惡化，如必須使用則最好選擇氣喘病兒不在家時。

Q11 家中養寵物，貓狗毛屑也是過敏原？

貓狗的毛屑是塵蟎的食物，若一定要養寵物，家中環境和寵物的用品都需時常清洗。

根據台大獸醫系以往的調查顯示，台灣地區的養狗人數曾經高達3,282,320人，而養貓的人數也高達288,556人，在台北市，平均70％以上的飼主都將寵物養在室內。

很多人不知道，寵物的飼料及糞便是蟑螂的最愛，而蟑螂更是台灣地區相當常見的過敏原之一，所以寵物可能引發的過敏原，以及環境衛生問題都值得我們注意。對於塵蟎而言，狗貓的皮屑可以是其食物，所以移除寵物過敏原對於塵蟎過敏的人也有幫助。

重點筆記

根據國內外醫學研究顯示早期暴露於室內過敏原，如塵蟎、有毛寵物、蟑螂，可增加呼吸道氣喘的危險性，但也有研究顯示在鄉下環境中對寵物的暴露可保護日後呼吸道過敏的發展；一般而言，在潮濕的地帶，過敏原主要是塵蟎，而像乾燥的美國西南方則以有毛寵物為主要的過敏原。

這些動物過敏原的來源是其皮脂腺、唾液腺、皮膚基底鱗狀上皮細胞、其肛門的腺體；對於貓過敏原而言，貓的臉部是最大來源，有些研究顯示，將原本所養的貓移除後，一直到數個月之後，在地毯及彈簧墊上仍能檢測出高濃度的抗原。

對於塵蟎而言，狗貓的皮屑（danders）是它的食物，所以移除寵物過敏原對於塵蟎過敏的人也有幫助；對於沒有養貓或狗的環境，卻會有貓或狗過敏原的出現，這是因為曾有過養貓或狗的人在此進出過，所以，勤洗衣物也是預防此種過敏原散佈的方法。

貓狗過敏原預防方法

1.不要飼養貓狗寵物

且在移除貓狗後，必須用吸塵器及清洗方式整理所有表面，特別是牆面，常有大量的貓抗原，其他如窗簾、家具罩子應該常清洗。

2.若是病人堅持在家養狗或貓，則降低狗貓過敏原的方法如下：

a.應該將室內所有的地毯移除，而換上塑膠軟墊或木質的地板。

b.應使用高效能吸塵器來清除貓或狗的過敏原，而其濾網應常更換。

c.對於寢具的處置方法與塵蟎的環境控制方法相同。

d.寵物一周得清洗兩次，其寵物坐墊也得一併清洗。

e.儘可能將寵物養在室外，寵物不應該進入客廳及臥

室。

f.室內環境應該保持自然通氣。

g.衣物應常清洗，可能接觸寵物的衣物儘量不穿出室外，以免散佈過敏原。

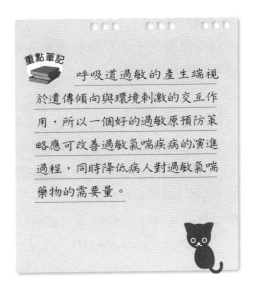

重點筆記

　　呼吸道過敏的產生端視於遺傳傾向與環境刺激的交互作用，所以一個好的過敏原預防策略應可改善過敏氣喘疾病的演進過程，同時降低病人對過敏氣喘藥物的需要量。

Q12
雨季潮溼滋生黴菌，對過敏有影響？

台灣的天氣較為潮溼，家裡也常會滋生黴菌，但對過敏的人來說，可能造成全身侵襲性的感染。

黴菌過敏原無所不在

黴菌是一種微小的真菌，不像植物可以從陽光和空氣自行製造食物。黴菌是由成群的菌絲組成，寄生在植物或動物身上並分解它們的養分。黴菌是分佈最廣的生物，有數萬種不同的種類。許多黴菌藉由釋放孢子進入空氣中沉降停留在有機物上並生長成新的黴菌群來繁殖。這些空氣傳播的黴菌孢子比花粉多很多，並且當吸入後可能會產生過敏症狀。

在免疫力正常人身上，黴菌主要會造成皮膚與黏膜的表淺性感染與過度敏感反應。在免疫力不全的病人身上，則會造成威脅生命的全身侵襲性感染。

黴菌感染造成的臨床過敏疾病與其他過敏原（包括塵蟎、蟑螂、貓狗等有毛寵物、花粉等）所造成的遺傳性過敏病的症狀在臨床上是無法區分的。

黴菌會在許多環境中出現，並且不像是花粉只會在特定的季節出現。在溫暖和潮濕的環境會促使它快速生長，

所以它們在一年之中潮濕的季節會非常盛行。在戶外或家中環境都會發現黴菌的存在。有些黴菌會存在於戶外的空氣中，特別是陰暗潮濕的地方，腐敗的葉子或其他的蔬菜上特別容易存在。黴菌孢子釋放後會經由空氣的傳播進入屋內。有些種類的黴菌則會在家中繁殖，尤其是在很潮濕的地方，例如浴室和地下室等。

減少黴菌有方法

1.在家中須保持溼度在35-50%

可以使用溼度計來偵測家裡的溼度。在濕度過高時期使用冷氣機及除濕機除濕時，要緊閉窗戶。除濕機的水要定期清除，或連接至固定的排水孔。

2.使用空氣清淨機

濾網可以過濾空氣中的過敏原，及幫助黴菌孢子的去除。太密閉的空間不利於濕氣的排除，因此易滋生黴菌，所以要保持室內通風。

3.經常打掃牆壁及天花板

粉刷漆料中要加入防黴的成份，窗戶上水氣的凝結也會導致窗框的潮濕及黴菌滋生於上面。須經常擦乾窗戶上的凝結水氣。

4.家中植物不要太多

雖然室內植物不是黴菌孢子的主要來源，但是仍要注意家中室內植物的數目不要太多。

5.最好能將地毯移除，並將寢具套上防蟎套

避免發泡塑膠或海綿之類的枕頭及寢具，因為它們特

別容易發霉。靴子及鞋子在收藏前應先烘乾。

6.在盥洗室或儲藏處置放化學乾燥劑來避免黴菌滋生

煮菜時或沐浴後使用排氣的風扇或是打開窗戶來移除濕氣。並使用橡膠刷帚來移除浴室隔板、浴缸及浴室瓷磚上的水滴。

7.經常清空可以自動除霜的冰箱下的水槽

黴菌可以在冰箱中生長，尤其是門上的密封墊。儘速的移除長黴菌變質的食物。

8.黴菌也可以生長在垃圾桶

所以應該要經常清空及保持乾淨，使用除黴或防黴溶液清洗浴簾、浴室磁磚、浴室隔板、排水馬桶水箱、浴缸、盥洗台等。把會漏水或滲水的問題處理好 。

9.保持地下室乾淨，並移除容易長黴的東西

乾衣機的排氣孔設於屋外，衣服於洗滌後，要立即曬乾。

10.檢視屋內的排水系統是否有阻塞

房屋附近的排水系統一定要健全，因為積水的環境會促進黴菌的滋生。

11.汽車內的空調系統要清理

車子內的空調可能會滋生黴菌，可定期使用除黴或防黴噴劑或溶液清洗。

如何預防孩童黴菌過敏

一旦對黴菌致敏，研究證明空氣中極微量之黴菌過敏

原即可使過敏患者之過敏氣喘惡化。避開或掌控黴菌過敏原就能夠預防黴菌過敏病人過敏氣喘急性發作，減輕症狀及減少藥物的需求。

在已開發國家，室內過敏原會因為地毯、空調的使用而增加，此乃因為溫度和濕度適合塵蟎、蟑螂、和黴菌的繁殖。我們應該保持居家環境光照充足、通風良好、溼度維持在35-50%，如此可以減少黴菌在家中繁殖的機會，因為黑暗、潮濕和空氣流通不佳的地方最適合黴菌生長。我們應該儘量減少居家環境黴菌的滋生，避免長期接觸大量的黴菌。

在黴菌發飆的季節，病人可關閉門窗待在室內，同時使用空調或空氣清淨器等減少暴露於黴菌的機會。黴菌過敏的病人應該避免暴露於高濃度黴菌生長的區域，例如地下室、堆肥、落葉、剪下的草、穀倉、以及樹木茂盛的區域。若無法避免，記得帶上口罩。所以，黴菌

重點筆記

使用除濕機並經常清潔除濕機，可以降低黴菌量。此外，空調不只降低濕度並可濾去大的黴菌菌孢，有效地降低室內黴菌的量。但要注意除濕機或空調不要被它們污染，否則反而成為新的過敏來源或刺激物來源，若有黴菌，要用稀釋的漂白水來清洗機器內部。假如空氣清淨機發出霉味，必須於入口處使用除黴噴劑。熱帶或亞熱帶黴菌會因潮濕或滲水而長在屋子牆壁上，所以牆壁必須鋪磁磚或清洗。

過敏病人的臥房不可設置在地下室。

　　在某些特定的職業容易暴露在黴菌的威脅之下，像是農夫、園丁、麵包師傅、釀酒業者、花匠、木匠、磨坊工人、家具工人及貼壁紙的工人，黴菌過敏的病人應該避免從事這些職業。

Q¹³ 換季時，過敏特別嚴重可能是「花粉熱」？

花粉熱的症狀在台灣比較少見，但有鼻子過敏的人仍需當心。

認識花粉過敏原

有人一到了春天，出門就一直狂打噴嚏，這可能就是「季節性過敏性鼻炎」，我們俗稱為「花粉熱」，影響美國超過3千5百萬人口，幸好在台灣則只有少數過敏病人會受到花粉過敏影響。

花粉是開花植物的雄性生殖細胞，外觀微小呈卵圓形，是植物受精所必須。花粉微粒比人髮的平均寬度更小。花色明亮的植物譬如玫瑰，以及較大的花粉依靠蜜蜂或其他昆蟲傳播到其他植株通常不會引發過敏。相反的，許多樹花、草花和低矮的雜草，花粉較小較輕，由風傳播，這些是會引發過敏症狀的花粉。

天氣可能影響花粉熱症狀。花粉熱過敏症狀經常是在多雨的地方，多雲或少風的氣候較少出現，因為花粉在這些氣候下較少。熱、乾燥和起風的天氣會帶來大量的花粉，因而增加過敏的症狀。

預防花粉過敏原的方法

遵循以下方法可以在花粉季節減輕您的暴露量，避免誘發您的過敏症狀。

a.移居到花粉低的區域居住。

b.在高花粉的季節中，病人白天在家時，應保持門窗緊閉，開車時，應關閉窗戶，並使用抗花粉空氣濾清器。

c.在晚上關窗防止花粉漂移入到家中。必要的話，使用有HEPA濾網空調或空氣清淨機可以濾淨空氣，其濾網應常更換。

d.減少凌晨出外活動。花粉通常是在上午5-10點之間散發。

e.旅行時關上車窗。

f.當花粉計數或濕度高的日子和起風導致塵土和花粉飛揚時儘量留在室內。

g.度假時選擇相對花粉較少的地區，譬如海灘。

h.花粉季節時，病人不應割草；走在草地上，或在室外作運動，則應該穿口罩。

i.不要懸掛衣物在室外晾乾，花粉可能附著其上。

食物過敏是什麼？如何知道對何種食物過敏？

食物過敏對小孩子來說，情況可能立即而且嚴重，過敏兒的父母必須特別小心。

「小琪就只吃了幾隻蝦子，就全身起紅疹、全身發癢，一直哭不停。」小琪的媽媽又帶著3歲的過敏女兒來求診，這就是台灣蠻常見的食物過敏案例。事實上，引起病患過敏反應的食物還真不少，最常見的就是海鮮類，還有牛奶、花生、蛋、黃豆、小麥及巧克力。

為何食物會引起過敏？

不過只吃了幾口食物，為什麼會引起這麼大的身體反應？食物過敏到底是什麼呢？

簡單的說，食物過敏是指進食某種食物後，身體的免疫系統對其蛋白質產生的排斥反應。

當我們吃進食物，也就同時把食物中所含的過敏原帶入了胃腸道，如果這些過敏原突破了胃腸道的屏障，再加上原本的特異性體質，便會引發一連串的免疫反應而造成種種不同的過敏表現了。

而且，食物過敏對小孩子來說，情況可能立即而且嚴

重，過敏兒的父母必須特別小心。

　　過敏兒對食物的過敏，可能會產生各種不同的症狀且可能波及到全身各部位：如在呼吸系統，食物過敏可以引起氣喘、鼻子過敏、及眼睛過敏；如波及腸胃道，則可能會產生腹瀉、噁心、嘔吐、腹痛和絞痛等症狀。發生在皮膚時，則會產生癢感、異位性皮膚炎、蕁麻疹、甚至造成血管神經性水腫。而在罕見的情況下，有些過敏兒甚至會產生休克。

對哪種食物過敏？

　　要診斷一個過敏病童是否會對某一種食物產生過敏反應，須由下列四項決定：

　　1.詳細而完整的過敏病史。

　　2.食物過敏性皮膚試驗。

　　3.血清中食物特異性免疫球蛋白Ｅ抗體檢查。

　　上述食物過敏性皮膚試驗和血清中食物特異性免疫球蛋白Ｅ抗體兩項檢查，主要用來找出那些須要進一步做食物激發試驗來鑑定其真正過敏食物的過敏病兒。

　　4.食物的食用激發試驗，目前最標準的診斷方式為雙盲安慰劑控制的食物激發試驗。此雙盲試驗除了可確定是否有對食物的不良反應存在外，尚可用來監測追蹤已証實的食物過敏病童其現階段的食物過敏狀況

食物過敏的治療

一旦確定食物過敏的患者之後，會採取以下的措施：

1.找出過敏的食物，一定要避免攝取

經過食物過敏測試，確定哪些食物會引起過敏，則一定要避免停止食用這些食物。

但如果嬰幼兒對牛奶蛋白過敏，考量營養的因素，建議立即改用母奶或水解蛋白奶粉餵食，此為目前最重要的處置方法。隨著嬰兒之長大及免疫耐受性的形成，宜等到病兒長到六個月大之後，跟專科醫師確認之後，才開始嘗試恢復正常飲食，如此大部分的過敏兒會逐漸改善。

2.使用藥物治療

使用類固醇對已發生的體內過敏性發炎反應效果良好，但須在過敏免疫專科醫師的處方下適當使用才不會造成副作用。或在食用過敏食物前先給與抗組織胺，可預防或減輕其發作，但若於進食後已出現過敏症狀才給與，則效果大多不佳。

3.在發生過敏性休克時，須緊急注射腎上腺素

對於曾因食物過敏引起嚴重反應如氣喘或威脅生命症狀的病人，都應隨身準備預先充填好腎上腺素的注射器，以便急救時能立刻做皮下或肌肉內注射。

食物過敏的預後

對某些食物如花生、貝殼海鮮、魚、堅果、蕎麥、或芥菜等有厲害的立即型過敏反應之人，通常一生都會保有

這些過敏。但對某些食物如牛奶、蛋、豆奶、麥等的過敏反應則一般平均於六個月大時產生而於十四個月大後可安全添加，即可隨其年齡長大而消失。當然若其起初之過敏反應的程度較嚴重者，其可安全添加所須之時間通常須較為延長，即食物過敏反應發作年齡越大，起初的過敏程度越嚴重，持續時間越長者，越不容易消失。

曾經罹患過食物過敏病人必須在特定時間再進行追蹤測試，以確定是否隨著年齡增長不再對此食物過敏。追蹤測試的時間間隔為每年或其他間隔，可由過敏食物種類、過敏病人的年齡以及病人的過敏病史來決定

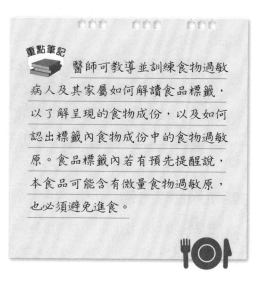

重點筆記　醫師可教導並訓練食物過敏病人及其家屬如何解讀食品標籤，以了解呈現的食物成份，以及如何認出標籤內食物成份中的食物過敏原。食品標籤內若有預先提醒說，本食品可能含有微量食物過敏原，也必須避免進食。

Q15 嬰幼兒牛奶蛋白過敏怎麼辦？

在嬰兒初生早期餵予母奶，人乳蛋白不會引起過敏，又其中所含的免疫球蛋白，可降低牛奶及其他食物的過敏的比例。

牛奶蛋白過敏愈來愈多

近年來過敏疾病快速成長，過敏的原因主要有環境因素及食物因素。而在嬰幼兒時期牛奶蛋白過敏則是最普遍的過敏疾病，也是過敏性胃腸炎的主要因素之一。

由於社會的工業化，母乳哺育的減少，改以牛奶配方餵食牛奶蛋白過敏的罹病率有明顯上升之趨勢，據估計發生率為2.2％至5.9％左右，由於此病的疾狀常為非特異，所以在診斷上須靠高度的警覺。

在牛奶中有近廿種可引起過敏的蛋白質，其中主要為酪蛋白、α-乳白蛋白和β-乳球蛋白，更複雜的是當這些蛋白質被消化液分解後，產生的小單位胜肽類亦可成為過敏原，仍然有致病的可能。

牛奶蛋白過敏對胃腸影響的免疫學致病機轉是與其他身體器官組織的遺傳性過敏病是完全一致的。正常的胃腸道應有足夠的能力可抵擋外來的蛋白質入侵，例如：消化液的分解力、完整的粘膜及粘液層的保護以及腸道分泌的

免疫球蛋白來中和外來的抗原。

　　嬰兒的胃腸道發育尚未臻成熟，消化液分泌較不足，免疫球蛋白分泌極低，再加上嬰兒期的胃腸道黏膜對完整蛋白質的通透性比成人大腸壁穿透性較高，這些因素解釋愈早接觸牛奶蛋白愈容易過敏的事實。因此在嬰兒時期發生過敏性胃腸炎的機會會比成人更為普遍。

別忽視寶寶透露的症狀

　　臨床上牛奶蛋白過敏的影響主要在胃腸道、皮膚、呼吸道及行為症狀方面，大多數的病人會有其他異位性體質的臨床表現，包括異位性皮膚炎、氣喘、和過敏性鼻炎，而且他們通常也都具有異位性體質的家族史。

　　反胃、嘔吐、腹瀉、和肚子痛常會發生在攝食過敏性的食物2個小時之內，過敏兒常在餵奶後哭鬧不安，腹瀉雖然常見，但程度上有很大差異，從間歇性輕度腹瀉到嚴重患者可致腸粘膜萎縮、而影響至營養不良，約兩成嬰兒的糞便帶有血絲粘液，而這些症狀在避免了過敏的食物之後，會獲得緩解。

　　過敏的嬰兒常在臉頰兩側、皮膚皺摺處長有濕疹，或在軀幹上長蕁麻疹；鼻炎、打噴嚏、咳嗽；在行為方面，嬰兒可能拒絕吃奶、哭鬧、出汗過多、生長遲緩等；家長必須小心，最嚴重的過敏者可引起休克。

　　在實驗室檢查上可見嗜酸性白血球升高，血清特異抗體出現，皮膚過敏試驗呈陽性反應，以及腸粘膜切片上有過敏白血球的出現。診斷的依據主要在於病程、症狀、理

學檢查，家族史與各方面證據配合，再加上飲食之蛋白質去除及挑釁試驗，所有食物過敏反應的確定，必須經由該種食物的禁食一段時間再給予食物的激發試驗呈陽性，才可以加以確認。

牛奶蛋白過敏，不能喝牛奶怎麼辦？

治療方面，在去除牛奶之後數天內，症狀即有所改善，但仍須注意照以下的飲食原則餵食寶寶。

第一步先替換成的飲食包括母奶，母奶是過敏兒最好的選擇。在嬰兒初生早期餵予母奶，人乳蛋白不會引起過敏，又其中所含的免疫球蛋白，各種酵素有助腸道之發育及增強抵抗力，可降低牛奶及其他食物的過敏的比例，一般建議餵食達六個月以上。

重點筆記

· 限制食物的進食並不被推薦於懷孕或哺乳婦女以避免其新生寶寶食物過敏的產生與進行。

· 所有嬰兒至少餵食母乳四至六個月，除非有醫學上的禁忌無法餵食。

· 當嬰兒無法全部餵食母乳時，高危險過敏嬰兒可以考慮餵食部份水解乳清蛋白嬰兒奶粉。

· 大豆成份的嬰兒奶粉並不被推薦用來避免牛奶蛋白過敏的替代品。

· 副食品（包括有可能會誘發過敏的食物）應該於出生後四至六個月逐漸添加。

但嚴重者應給予水解蛋白配方奶粉，將牛奶蛋白水解後，成為小分子使致敏力降低。

　　有父母問：「可以替換成羊奶嗎？」答案是：「不行！」羊奶或其他動物奶，因為往往有交互敏感性，因此不主張換用。

　　「那能替換成豆奶配方的奶粉嗎？」答案也是不行！關於豆奶配方奶粉，有報告中指出仍有一到四成會過敏，所以不太適合。

　　在食物戒免的過程中特別須注意維持足夠營養，使病兒正常生長與發育。隨著嬰兒長大，大部分過敏情況在一至二歲大時症狀會逐漸改善；然而也有少部份病兒繼續以間歇的症狀，甚至可能改變臨床的表現，例如由腸胃不適而轉為皮膚或呼吸道症狀。

Q16 哪些藥物最常引起過敏？

當你在服用藥物時，如果發生任何的副作用都應該通知醫生，這是很重要的。

藥物是用來幫助人們恢復健康的，但是所有的藥物都有副作用。其中大約有5~10%的藥物副作用是起因於藥物過敏，這即是表示起因於病人的免疫系統對藥物產生過度的反應。辨別和確認藥物過敏是非常重要的，因為藥物過敏可能會致命，產生一種反應叫做全身型過敏性反應。

一旦引起全身過敏，而沒有立即處理，是可能導致呼吸衰竭甚至休克。

非過敏性藥物的不良反應

大多數的藥物副作用都是非過敏性的。藥物都有其藥物治療劑量範圍，太少的劑量會沒有療效，而太高的劑量則會造成問題。當病人攝入對其性別、體重、年紀、特殊的身體特性不合的藥物劑量，此時藥物副作用就會發生。

有些病人擁有或缺乏某種酵素導致影響藥物活性；有些藥物則會影響同時攝取的其他藥物的活性；藥物副作用可以是嚴重的，像是癌症化學療法所引起的嘔吐及落髮；

它們也可以比較輕微，像是阿斯匹林藥物所引起的耳鳴和腸胃不適。它們也可以是特異性或無法預測的。幾乎所有的藥物都可以在某個人身上引起不良反應。

　　若是不良反應未影響到免疫系統，部分病人仍然可以在未來攝取較低劑量的同種藥物，但是總體而言，會引起嚴重不良反應的藥物應該極力避免，除非有不得已的理由必須使用它。

　　很多病人在打了靜脈注射X光顯影劑之後，出現臉色潮紅、搔癢感以及低血壓。顯影劑所引起的反應也可能傷害到腎臟。這些反應是由顯影劑對於細胞直接的化學傷害所造成。目前也沒有任何方法能夠在使用顯影劑之前，預測病人是否會發生不良反應。

　　但須特別注意的是，如果病人有氣喘或是呼吸道過敏的病史則會增加這些不良反應的機率。如果病患有諸如以上的病史，應該在開立處方之前告知醫師。

　　一旦病人發生過顯影劑不良反應，除非他接受治療，要不然會有很高的危險發生其他的不良反應。這些不良反應也容易在病人有脫水情況下，會發生更嚴重的反應。但是可以經由事前使用抗組織胺合併口服類固醇或是使用非碘性顯影劑，將不良反應降至最低（有趣的是，其實此種顯影劑還是含有少許的碘在其中）。

　　許多人在服用抗生素（例如紅黴素）之後會有胃痛和腹瀉的情形。部分抗生素會對腸道產生直接的刺激反應，或是會殺死大腸中的益生菌。

　　使用血管收縮素轉化抑制劑（ACEI）來降血壓的病人

也會發生咳嗽，有些病人則會在使用這類藥物時發生反覆性的嘴唇、臉頰和舌頭的腫脹（其中有部分非常嚴重）。

特別是有氣喘或鼻竇炎病史的人，容易對阿斯匹林和其他非類固醇抗發炎藥（如Ibuprofen）產生不良反應。多達10％的成年氣喘病人、40％的有鼻內息肉的病人（尤其是囊狀內生型息肉）會對阿斯匹林類藥物產生過度敏感的不良反應，這種藥物感受性，就像顯影劑引起的反應一樣，是因為藥物直接對細胞的作用導致。

對於阿斯匹林或其他非類固醇抗發炎藥有敏感性的病人會產生像是鼻塞、流鼻水、眼睛癢、流淚或眼睛腫脹、咳嗽、呼吸困難或喘鳴以及在皮膚上產生紅腫的皮膚突起變化（此即蕁麻疹）。在極少數的情況下，嚴重的不良反應會導致休克。

準確地遵從藥物處方的指示來使用藥物是非常重要的。如果對如何服用藥物不清楚、或是服藥後產生嚴重副作用，應該馬上與開立處方的醫師聯絡。症狀很嚴重時，應該馬上到急診尋求治療。

過敏性藥物反應

其實，大多數的藥物都可能會造成過敏反應，像是抗生素（盤尼西林、頭孢子素和磺胺類藥物）、抗癲癇藥物（如Phenytoin）和有些用於麻醉時的藥物（神經肌肉阻斷劑）最常造成過敏反應。

部分疫苗和生化科技產物（如Herceptin抗乳癌抗體）也會產生過敏反應。手套以及有些醫療儀器上的乳膠也會造成

病人過敏。

　　當人體的免疫系統將改變過的或是不正常的蛋白質當成外來物質產生攻擊反應的時候，此即過敏反應。小分子物質特別容易結合到蛋白質上，而使得此合成物產生過敏反應。

　　當有過敏性體質的病人的免疫系統針對某種藥物產生過敏性免疫球蛋白（即免疫球蛋白E）時，就會產生嚴重過敏反應。當有藥物過敏的病人再度碰到此種藥物時，他血中的免疫球蛋白E會結合到一個特殊的細胞，叫做肥胖細胞，接著會爆炸性地釋出組織胺和其他化學物質。這些物質會引起過敏反應，會造成蕁麻疹甚至是有生命危險的全身型過敏性反應等等。

　　這些反應就跟對蜜蜂過敏的人被蜜蜂螫到、或對花生過敏的小朋友誤食花生所產生的反應相同。

　　最嚴重的過敏反應即是全身型過敏性反應。全身型過敏性反應的症狀包括溫熱感、臉部潮紅、搔癢感、蕁麻疹（部分可只單獨發生蕁麻疹而不產生休克）、喉頭腫脹、氣喘發作或喘鳴、因低血壓所造成的頭重腳輕感、心跳頻率不規則、噁心或嘔吐、腹部劇烈疼痛以及休克。

全身型過敏性反應可導致死亡

　　這些症狀需要緊急的照顧，這包括了緊急地肌肉注射腎上腺素。大多數全身型過敏性反應都在病人服用藥物一個小時之內發生，但是有20％的病人，其全身型過敏性反應會在服用藥物數小時之後發生。在有全身型過敏性反應

危險的病人身上，其犯罪元兇——特異性免疫球蛋白E，是在先前免疫系統接觸過藥物後而產生。

在很少情況下，藥物過敏疹會伴隨著水泡一起發生。這是嚴重併發症，又稱為重度多型性紅斑（史蒂芬強森症候群）的一種徵象，而且應該馬上到過敏氣喘專科就診。這些反應可能讓皮膚脫皮，而且應該像是治療燒燙傷一樣治療。

當你在服用藥物時，如果發生任何的副作用都應該告知醫生，這是很重要的。而且還要確定醫生知道所有你以前發生過的藥物副作用。

如果藥物給予的次數過於頻繁，或是藥物是用注射、皮下給予而不是經由口服，那就會有更大的機率會發生藥物過敏反應。免疫系統的先天性遺傳傾向發生過敏反應也是非常重要的。然而，跟大多數人認知所不同的是，擁有對特定藥物過敏的家族病史，並不代表病人對此類藥物會有更大的機率發生過敏。

評估藥物不良反應

當病人在服用某種藥物時發生預期外的反應，必須考量眾多會引起病人對某藥物過敏的因子，例如：

 ‧這種症狀是不是屬於過敏反應？
 ‧病人最近有無服用何種藥物？
 ‧此種藥物是不是有發生過敏反應的傾向？

大多數對藥物的過敏反應都發生在第一次服用藥物之後的數小時至數週之間。如果是已經服用達數月之久的藥

物，則很少發生藥物過敏反應。即使如此，有些藥物（治痛風藥物、抗癲癇藥物）即使治療已經數週之久也有可能發生皮疹，而有些藥物（抗高血壓藥物、如血管升壓素轉換.抑制劑）則可能在治療數月之久後才發生腫脹、而後續發生更嚴重的副作用。

「過去曾對某種藥物發生過敏反應，那可以再次服用此藥物嗎？」大多數的情況下，在未來你應該服用其他種替代藥物。

特異性皮膚測試可以檢驗盤尼西林過敏，如果過敏反應是陰性，則病人才可再次使用盤尼西林和此種類的藥物。

重點筆記

如果以前曾經發生過任何藥物過敏反應，應該詳細記錄好讓未來治療你的過敏氣喘專科醫師都能清楚瞭解。你應該與過敏氣喘專科醫師討論關於未來是否需要去避免相關藥物、以及是否需要隨時穿戴醫療警示標籤，好讓其他人知道你的藥物過敏病史。再一次提醒，最重要的是，你要讓過敏氣喘專科醫師知道你服用藥物之後所發生的任何異常反應。

Q17 戴上手套就覺得很癢，是對乳膠過敏嗎？

請醫生確定是否你應該攜帶注射型腎上腺素，
發生嚴重過敏反應時可以提供緊急治療。

為什麼對乳膠製品過敏

乳膠由橡膠樹（Hevea brasiliensis）加工生產，運用不同的方法，乳膠可能被製造成各式各樣的產品，譬如手套和氣球。在製造過程中，添加化學物質可加快製造的速度（硫化作用）並且保護橡膠免受氧化，在乳膠過敏患者，過敏反應會被乳膠產品誘發，導致反應的產品可能包括手套、氣球和保險套。

在極少數情況下，對乳膠過敏的人們也可能對橡皮筋、橡皮擦、玩具的橡膠零件，醫療設備裡橡膠成分，衣服彈性布料，或奶嘴起反應。硬橡膠製成的產品，譬如鞋子鞋底，不太可能導致過敏反應。

而幾乎所有乳膠漆料都不會引發過敏問題，因為他們不含天然橡膠提煉的乳膠。

嚴重者可能會引起休克

乳膠過敏可分為兩種類型過敏反應。第一種是延遲型

Part 2

防治過敏原大作戰

接觸性皮膚炎，它是一種類似接觸常春藤後產生的皮疹，出現在接觸以後12-36個小時，最常出現在穿戴乳膠手套者的手上，但它也可能發生在其他身體部位接觸乳膠產品後。這種乳膠過敏類型的盛行率並未大幅增加。接觸性皮膚炎通常是因為對製造橡膠期間添加的化學物質過敏。雖然非常讓人困擾，但通常是不會威脅生命的。

乳膠過敏反應的最嚴重狀況是立即型過敏反應，即IgE 抗體媒介過敏反應。和其它類型過敏相似，反應會發生在乳膠造成致敏化的患者（其乳膠特異性IgE抗體陽性），當患者再度接觸乳膠，可能發生如發癢、發紅、腫脹、打噴嚏、喘鳴等症狀。少數人會發生過敏性休克，其典型症狀為休克、低血壓或呼吸困難。如果不立刻治療，可能會致命。

立即型過敏反應的嚴重程度，則是取決於患者對乳膠敏感程度和暴露的量。最危險的反應是發生在手術期間乳膠接觸身體內部器官時，因為乳膠可能迅速地被吸收入身體。

乳膠可能飛揚在空氣中引起呼吸道症狀。例如：乳膠蛋白可能附著在乳膠手套的澱粉粉末微粒上。當使用乳膠手套時，澱粉粉末微粒和乳膠過敏原飛揚在空氣中，他們會被吸入鼻子或接觸眼睛而導致症狀。乳膠產品引起的過敏反應，特別是乳膠手套，會因品牌和生產批號而不同。

可能也會有食物過敏

頻繁接觸乳膠的某些人是立即型過敏反應的高危險

群。脊柱裂患者及需要以多次手術矯正先天性泌尿道異常者風險高達50％。工作上需要穿戴乳膠手套的醫療工作者或工作在他們週遭的人發生率大約是10％。其他人進行多次療程或外科手術，造成對乳膠手套的重覆的暴露也會增加風險。橡膠工廠工人也會增加風險。在美國即使是正常成人，乳膠過敏也有6％的盛行率。

需要當心的是，在台灣過敏病童乳膠過敏的比例有1.2％。對乳膠過敏的人可能對某些含類似乳膠過敏原蛋白的食物過敏，這叫做交叉反應（crossreactivity），此類食物有香蕉、鱷梨、奇異果和歐洲栗子。

評估和治療

1.先了解乳膠過敏情況

如果你認為可能有乳膠過敏症狀，必須徵詢過敏氣喘專科醫師的意見。在詢問詳細的病史和檢查之後，醫生會決定是否需要進一步的測試。如果你對乳膠過敏，你應該避免接觸天然橡膠及乳膠產品。

2.與醫生討論是否該佩戴專屬手環

你的過敏氣喘專科醫師討論是否應該佩帶辨識項鍊或手環，用以告知其他人你的乳膠過敏情形。請醫生確定是否你應該攜帶注射型腎上腺素（epinephrine），以便發生嚴重過敏反應時可以提供緊急治療。

3.儘量避免使用乳膠製品

如果你對乳膠過敏但需要穿戴手套，或是與穿戴手套的人接觸，建議可以使用乙烯基、亞硝酸鹽合成的手套代

替乳膠手套，雖然它們較為昂貴。對以接觸性皮膚炎反應的患者而言，不含其他化學添加物的乳膠手套也許可以使用。

如果你吸入乳膠微粒有嚴重乳膠過敏呼吸道症狀，需要遠離手套頻繁被使用的區域。理想上所有頻繁使用乳膠手套區域應該使用無粉末手套避免過敏反應。

對某些乳膠過敏患者使用乳膠保險套可能是一個嚴重問題。建議可以使用合成橡膠保險套，其可防止懷孕和性病。

目前製造商已生產含較少乳膠過敏原的產品。當這些產品變得更加普及，乳膠過敏發作及更多人接觸後產生乳膠過敏的風險，應該會減少。

Part 3

破解氣喘的致命危機

現代人要求生活用品柔軟舒適，節省能源，使得室內通風不良，過敏原（尤其是塵蟎）的濃度逐漸累積，居高不下，造成全球性氣喘病的嚴重度及人數逐年增加。

Q 18
氣喘是什麼？我有氣喘嗎？

氣喘是呼吸道常見的疾病之一，尤其近年來氣喘的發生率更是節節上升，已經成為現代人健康的隱形殺手。

氣喘病的盛行率高達二成

「醫師，由於我小時後有得過百日咳，長期一直都有胸悶現象，或者有呼吸道狹小致使呼吸困難，所以我在難受之餘便用手槌胸，最近在睡覺時呼吸常會有不明聲音出現，而且覺得呼吸困難，請問我的症狀是否有氣喘的可能？」

「我只是感冒沒好而咳不停，應該不是氣喘吧？」

「我在夜晚咳嗽得很厲害，胸口很悶，呼吸不順，有時自己或家人聽到在呼吸時有咻咻咻的聲音。」

以上這些問題是我在門診中常常需要回答的問題，根據我的經驗，有這些症狀的患者可能已經受到環境過敏原的影響產生過敏氣喘病了。其實患者若能與過敏免疫學專科醫師配合，過敏氣喘病是有機會好起來的。

近年來醫學界已經瞭解了遺傳性過敏病基本上乃是一種與多重基因遺傳有關的障壁層缺陷與慢性過敏性發炎反應。此炎症反應會因受到各種誘發因素的激發造成臨床

上的過敏發作，而發作的部位則與所遺傳到的各別器官異常有密切的關係。當此炎症反應發生在支氣管，我們稱它為氣喘病。

什麼是氣喘的臨床表現呢？簡單的說，氣喘是一種反覆發作的氣流阻滯病變，它是經由外在或內在的刺激因素，如過敏原，病毒感染，吸菸等原因刺激呼吸道產生慢性氣道炎症，臨床上會出現咳嗽、胸悶、呼吸困難、喘鳴音，尤其是半夜或凌晨更為明顯，急性大發作時可導致嚴重呼吸困難，呼吸衰竭，甚至死亡。

近年來，大台北地區學童氣喘病罹病率的問卷調查（西元1998與2002年），氣喘病的罹病率比例更是增加到高達16%與19%。西元2007年台北市衛生局相關委託調查統計也顯示氣喘在台北市國小一年級學童約有20.34%的盛行率。2009年的盛行率甚至高達20.74%。

氣喘病的死亡率在2002年以前一直都位居於台灣地區每年十大死亡原因之一，到了2002年才退出，降成第十一大死亡原因。目前每年約有一千多位氣喘病人因氣喘發作而死亡。

氣喘病為何增加？

針對造成全球性氣喘病患死亡率增加的趨勢，我認為可能的原因如下：

1.由於室外空氣污染劇增，及室內環境西化

現代人要求柔軟舒適、節省能源，使得通氣不良，過敏原（尤其是塵蟎）的濃度逐漸累積，居高不下，造成全球

性氣喘病的嚴重度及人數逐年增高，使得有機會產生氣喘病死亡率的危險病人群數目大增。

2.沒有正確治療氣喘病

對於青壯年氣喘病人死亡病例反而增加的主要原因，可能由於這個年齡層的氣喘病人通常不了解，且經常沒有使用氣喘病的抗發炎藥物；對氣喘病藥物規則使用的順從性不高；並且常低估其本身氣喘病發作的嚴重度。

3.急性發作時，醫護人員無法立即判斷病情

氣喘病人本身及照顧這些病人的一般醫護人員常無法確認出急性氣喘病發作的嚴重性，因此會造成氣喘病例的死亡。

4.藥物不當使用所造成的氣喘病死亡

包括使用短效型交感神經興奮劑isoprenaline forte（目前台灣地區尚可買到）造成1960年代英國氣喘病死亡率的大增；長期只使用 $\beta 2$ 交感神經興奮劑來擴張支氣管造成紐西蘭與加拿大等國的氣喘病死亡病例顯著增加；以及使用噴霧機投與 $\beta 2$ 交感神經興奮劑的支氣管擴張藥物與氣喘病死亡率的增加的正向相關性。

近年來，我們已經瞭解氣喘病基本上乃是一種與遺傳有關的慢性支氣管發炎。此炎症反應的持續存在與嗜酸性白血球、淋巴球及其它細胞的局部浸潤和相互作用有密切的關係。目前的醫學研究已證實即使在輕微的氣喘病人其支氣管上皮內也有很多發炎細胞浸潤。

慢性支氣管發炎會使氣喘病兒的支氣管敏感度增加，產生夜間或清晨咳嗽，長期不明原因的咳嗽（咳嗽變異型氣

喘），或氣喘兒對原本不會誘發氣喘的少量過敏原或刺激
物質亦會造成發作。

你可能有氣喘？

氣喘病人常有下列症狀：間歇性的呼吸困難、喘鳴、
胸悶、以及咳嗽，尤其是在夜晚或凌晨時發作。氣喘的臨
床特徵為：

- 症狀可自然緩解
- 可由支氣管擴張劑和抗發炎藥物的治療來緩解
- 會隨著季節而變換的症狀
- 有氣喘病和異位性體質的家族史

此外，有下列情況時，也需考慮為氣喘：

- 曾有喘鳴或反覆出現喘鳴
- 曾有明顯之夜間咳嗽
- 曾經在運動後，出現咳嗽或喘鳴
- 當吸入污染空氣或菸煙會有咳嗽、胸悶或喘鳴
- 一有感冒即感胸悶。且此感冒常常需10天以上才會
  好
- 每當接觸塵蟎、蟑螂、有毛動物（如貓、狗）或花粉
  即感胸悶或喘鳴
- 服用阿斯匹林或乙型交感神經阻斷劑即感胸悶或喘
  鳴
- 服用或吸入支氣管擴張劑，胸悶或喘鳴會迅速改善

所以，如果你有以上的情形，就要懷疑可能罹患了氣喘，應該尋找過敏專科或胸腔科醫師作詳細的檢查、診斷及治療。

確定氣喘病的診斷

氣喘的症狀看起來和上呼吸道病毒感染（感冒）很像，但感冒症狀通常在五到七天內會獲得改善，不會超過三個禮拜以上，且其咳嗽應該不會有痰。

若一位小於兩歲的病兒一年內有三次咳嗽有痰或喘鳴發作，或大於兩歲的病兒臨床上曾經累積過三次或三次以上的咳嗽有痰或喘鳴發作，且感冒症狀有時會持續超過三個禮拜以上，而你可排除其它的可能性時，即可診斷為氣喘病。

而以下之病史及檢查則可幫助我們進一步確定：

1.過敏病史（包括家族史）與理學檢查。

2.共通的遺傳性過敏病檢查（包括嗜酸性白血球與IgE的總量、特異性IgE抗體、或過敏性皮膚試驗）以找出病人的過敏體質或其致敏原。

3.痰及鼻黏膜分泌物嗜酸性白血球檢查。

4.肺功能測驗。

5.支氣管激發試驗。

6~14歲兒童氣喘診斷問卷		
① 過去12個月中你的孩子有沒有喘鳴聲？	是□	否□
② 過去12個月中除了有感冒和肺部感染引起的咳嗽外，你的孩子有沒有夜間乾咳？	是□	否□
③ 你的孩子有沒有過敏性鼻炎、結膜炎和異位性濕疹的病史？	是□	否□
④ 孩子的直系親屬中有沒有氣喘史？	是□	否□
⑤ 過去12個月中你的孩子有沒有因為上（或下）呼吸道症狀，接受3個療程以上的抗生素治療？	是□	否□
⑥ 過去12個月中你的孩子有沒有因為活動或運動引發咳嗽或喘鳴？	是□	否□
⑦ 過去12個月中你的孩子有沒有因為喘鳴而影響睡眠？	是□	否□
⑧ 過去12個月中你的孩子有沒有因為嚴重的喘鳴而使說話時斷斷續續？	是□	否□
⑨ 過去12個月中你的孩子有沒有因為喘鳴而去看醫師或掛急診？	是□	否□

· 對上述的任何一個問題回答「是」，表示氣喘的可能性增高，應對患者進行進一步的評估。在問題1~5中，有三個或三個以上回答「是」，表示氣喘的可能性大於90%，建議你向兒童氣喘專科尋求進一步診斷。

（來源：台灣兒童氣喘診療指引）

Part 3
破解氣喘的致命危機

小於五歲的氣喘兒在診斷時需特別謹慎

在五歲以下兒童診斷氣喘比診斷成人還難。因為在這個年齡群陣發性的咳嗽喘鳴並不全都是氣喘病，尤其是小於三歲的孩童。

在這段時期的喘鳴經常跟病毒性呼吸道感染有關，例如呼吸道融合病毒感染可能在兩歲以下孩童引起喘鳴，而其他病毒則會在學齡前孩童引起喘鳴。

兒童時期反覆喘鳴發作目前共分成4種不同的類型。然而，要注意的是，第1和2型（如下所列）只能於事後回顧分辨，治療時並不適用。

1.暫時性喘鳴（transient wheezing）

兒童於出生後2至3年內曾發生反覆喘鳴，但3歲以後就不再有此臨床表現。

2.非異位體質喘鳴（nonatopic wheezing）

主要由病毒感染誘發，到兒童期會減輕。

3.持續性氣喘（persistent asthma）

發生喘鳴聲與下列情況有關：臨床表現其他相關的過敏症狀（濕疹、過敏性鼻炎和結膜炎、食物過敏）、血液中嗜酸性白血球增多，（及／或）免疫球蛋白E（IgE）升高。嬰兒和幼童時對食物過敏原產生特異性IgE的致敏反應，之後對一般吸入的過敏原產生特異性IgE的過敏反應。3歲前對吸入性過敏原有致敏反應，尤其是長期暴露於室內有特定過敏原而產生過敏反應；父母親有氣喘病史。

4.嚴重間歇性喘鳴（severe intermittent wheezing）

平時無症狀，但發作時便會有嚴重的喘鳴，通常與

下列情況有關：沒有感冒時，症狀極輕微。合併有過敏體質，包括濕疹、過敏原敏感反應，以及周邊血液嗜酸性白血球增多等。

下列情形須要高度懷疑有氣喘的存在：

- 頻繁喘鳴發作多於一個月一次
- 運動後即誘發咳嗽或喘鳴
- 無病毒感染時夜咳
- 喘鳴無季節性差異
- 症狀持續到三歲以上

我們可以根據以下的臨床指標來預測病童在孩童晚期產生氣喘病的機率會增加：在三歲以前產生咳嗽喘鳴的兒童若合併以下任何一個主要危險因子：

- 父母親有氣喘
- 病兒有異位性皮膚炎
- 吸入型過敏原檢測陽性

或兩個次要危險因子：

- 嗜酸性白血球過多大於等於4％
- 無感冒時會咳嗽喘鳴
- 過敏性鼻炎
- 食物型過敏原檢測陽性

所以，五歲以下的小朋友的氣喘診斷，主要靠臨床判斷，症狀評估，及理學檢查。另外要對此年齡群作氣喘確

認診斷還有一項有用工具，就是以速效型支氣管擴張劑及吸入型類固醇所做的治療試驗（Trial）。治療期間的顯著進步和停藥之後的症狀惡化就可支持氣喘的診斷。

另外，當新生兒時期即出現的喘鳴症狀，合併生長遲滯；與嘔吐合併產生的症狀；或者有局部肺或心臟相關的徵兆時，表示病人可能有其他的診斷，建議需要再進一步檢查。

重點筆記

許多患友常因反覆發作而非常痛苦及不安，特別是夜深人靜的時候，氣喘突然發作，需要跑急診室。有相當多的氣喘病患，雖然接受治療多年，但對自己的疾病，所使用的藥物及應該注意的事項卻一無所知，建議不妨為自己做個健康檔案，把目前正在服用的藥物名稱、劑量，還有導致過敏的食物列成表格。

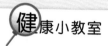
健康小教室

如何評估過敏的狀況

通常我們會使用皮膚針刺試驗或血清檢查，來檢查患者出可能引起過敏的物質，可作為在過敏性氣喘的診斷參考。

目前我們在過敏氣喘門診較常使用於過敏病人以便找出病人的過敏體質或其過敏原的方法如下：血液中嗜酸性白血球與免疫球蛋白E的總量、血清中特異性免疫球蛋白E抗體、或過敏性皮膚試驗。

1.血液中嗜伊紅性白血球總數及免疫球蛋白E濃度的增高，可幫助過敏病的診斷。

2.找到環境中的過敏原，看看是造成過敏氣喘病兒過敏病發作的元兇是什麼，也就是找出氣喘病兒的過敏原。

目前一般使用兩種方法：

a.皮膚過敏原試驗：檢查方法是將特異性過敏原（如塵蟎）試劑少量置於單支或八支腳的過敏原投與器將過敏原投與器在過敏病兒的前臂腹側用力壓迫皮膚，讓過敏原（如塵蟎）試劑滲入皮膚表層，或是將過敏原試劑直接用注射針筒注射入過敏病兒皮內，而後於15-20分鐘後觀察過敏原試劑作用的皮膚區域，有過敏者會有皮膚紅腫反應。

b.抽血作特異性過敏原的抗體檢查：只需要抽3-5毫升血液，即可檢查過敏病兒血液中是否存在有6-35種特異性過敏原的免疫球蛋白E抗體。

Q¹⁹ 嬰幼兒發作過敏性氣喘怎麼辦？

在嬰幼兒時期所發生的氣喘病，較容易因此而造成呼吸衰竭，這是我們臨床上最常見且最擔心的問題，須密切監視。

「小孩子得了過敏氣喘怎麼辦？」

從事過敏專科門診近三十年，在診間常常看到抱著嬰幼兒來就診的父母，焦急的神情溢於言表。我的建議是：「由於氣喘病兒需要長期關懷與照顧，需要長期追蹤治療，最好找一位可以信任的小兒過敏科醫師，仔細檢查找出對什麼物質過敏、如何去避免。」

有呼吸窘迫的現象

當具有遺傳性過敏體質的新生兒，於出生後的六個月內，受到環境中其所遺傳到的致敏因素的誘發，會於其體內形成過敏性的免疫防禦機轉，這不是正常的免疫防禦機轉。此過敏性的免疫防禦機轉一但形成之後，若嬰幼兒環境中的致敏原沒有經由改善環境而加以適當的降低，則會於其遺傳異常的各個器官組織（如支氣管、鼻腔、眼結膜、胃腸、及皮膚等）形成持續進行的過敏性炎症反應，並造成其組織學上之破壞，甚至造成器官組織永久性纖維化的形

成。

　　這些發現使我們體會到嬰幼兒過敏氣喘病的早期診斷，改善環境，及早期使用抗發炎藥物來治療和預防此過敏性發炎反應持續進行，以遏止小病患產生慢性不可逆的器官組織纖維化傷害的產生是迫切需要的。

　　在嬰幼兒過敏病中，以嬰幼兒氣喘病因臨床上呈現呼吸窘迫現象，最讓過敏兒的父母親擔心。

兩歲以前就可能發作

　　氣喘病的發作可發生於各個年齡層，甚至發生於出生才幾個禮拜大的小嬰兒。有大於50％的氣喘病童，其第一次氣喘的發作發生於兩歲以前。而至少有10％的氣喘病童，其第一次氣喘的發作會發生於一歲以前。

　　約有20％的嬰幼兒於出生一年內至少會有一次或以上的與下呼吸道感染有關的喘鳴發作。在這些病兒中約有35％的病童於六歲大時仍會有持續性的喘鳴發作，此即所謂的「嬰幼兒早發型氣喘病」。

改善居家環境，減少過敏原

　　在台灣地區，誘發嬰幼兒遺傳性過敏氣喘病常見的吸入性過敏原有塵蟎、羽毛、狗皮屑、貓皮屑、黴菌、花粉、和蟑螂等。常見的食物性過敏原則包括蝦子、螃蟹、蚌殼海鮮、鱈魚、蛋白、和牛奶等。在這些過敏原中尤其是以塵蟎為最重要。

嬰幼兒早發型氣喘病兒通常具有下列三項特徵：正常嬰兒期肺功能，明顯的血清免疫球蛋白E上升現象，和六歲時肺功能下降現象。

　　在嬰幼兒時期所發生的氣喘病，和大小孩或大人比較，較容易因此而造成呼吸衰竭，這是我們臨床上最常見且最擔心的問題，須密切監視。

　　在資深過敏專科醫師的經驗裡，不可諱言的，我們曾經經歷過反覆發作嚴重過敏性氣喘病的嬰幼兒，因反覆缺氧須要使用緊急呼吸器治療，甚至造成腦萎縮及腦性麻痺的病例。

　　我不是要恐嚇那些已經焦急不已的爸媽們，但為了要避免這些不幸事件的一再發生，我們須教導病兒家屬瞭解嬰幼兒氣喘病的發炎性致病機轉及其很容易造成呼吸衰竭的特性，提高警覺，儘早找出會造成其生病的環境過敏原，做好防蟎措施，改善居家環境，並適當地早期使用抗過敏性發炎藥物（尤其是吸入性類固醇），不但可以維持健康的身體狀況，也可不再受氣喘病發作的困擾。

特別當心食物所引起的過敏現象

　　食物也是會造成過敏病童誘發過敏發作的各種過敏原中的一種不可忽略的成份。

　　過敏病童對食物的過敏反應可以產生各種不同的症狀且可能波及到全身各部位。　如在呼吸系統，食物過敏可以引起氣喘、鼻子過敏、及眼睛過敏。如波及腸胃道，則可能會產生腹瀉、噁心、嘔吐、腹痛和絞痛等症狀。當其

發生在皮膚時,則會產生癢感、異位性皮膚炎、蕁麻疹、甚至造成血管神經性水腫。而在罕見的情況下,有些病童會產生休克。

要診斷一個過敏病童是否會對某一種食物產生過敏反應,須由下列四項決定:

1. 詳細而完整的過敏病史
2. 食物過敏性皮膚試驗
3. 血清中食物特異性免疫球蛋白E抗體檢查
4. 食物激發試驗

目前最標準的診斷方式為雙盲安慰劑控制的食物激發試驗。此雙盲試驗除了可確定是否有對食物的不良反應存在外,尚可用來監測追蹤已証實的食物過敏病童其現階段的食物過敏狀況。

食物過敏的治療原則

以雙盲安慰劑控制的食物激發試驗找出過敏食物,並避免或取代之(如對牛奶蛋白過敏的病兒以母奶或水解蛋白奶粉餵食),此為目前最重要的處置方法。至於發生食物過敏性休克時須緊急注射腎上腺素。

對某些食物如花生、貝殼海鮮、魚、堅果、蕎麥、或芥菜等有厲害的立即型過敏反應的人,通常一生都會對同樣的東西過敏。

但對某些食物如牛奶、蛋、豆奶、麥等的過敏反應則一般平均於六個月大時產生,在十四個月大以後,可安全

添加，即可隨其年齡長大而消失。

　　當然若其起初的過敏反應程度較嚴重者，其可安全添加所須之時間通常須較為延長，即食物過敏反應發作年齡越大，起初的過敏程度愈嚴重，持續時間越長者，越不容易消失。

重點筆記

　　家有氣喘嬰幼兒的家長們，必須重視孩子在發作時易造成呼吸衰竭的嚴重危險性外，必須找出環境中有害的過敏原，並儘量避免，早期適當地使用抗過敏性發炎藥物（尤其是吸入性類固醇）治療和加上必要時的支氣管擴張劑投與，為現在最合理的治療方法。

Q 20

家有過敏兒，可以吃冰養寵物嗎？

氣喘病童的居家生活照顧除了須作好居家的過敏原防治措施、適當使用抗發炎藥物、均衡的飲食，還有日常一些小細節都不能忽視。

冰冷食物是誘發氣喘發作的因素

氣管敏感的人，在食用冰品時，冰冷的食物通過食道，會使在一旁的氣管溫度降低，因而產生支氣管急速收縮現象。這種因為食用冰水、冷飲或者冷凍食物以後，誘發支氣管收縮甚至氣喘發作的比率，在亞洲人發生的情形遠較其他族群明顯。

據國外研究指出，氣喘病童飲用冰水引發臨床症狀及肺功能下降的盛行率，亞裔人種（63％）明顯高於非亞裔人種（9％），顯示特別是在亞裔氣喘病童之中，冰冷食物是誘發氣喘發作的因素之一。

在台灣大約有三分之一的不穩定氣喘病童會因進食冰冷食物或是飲用冰水而產生肺功能下降，甚至氣喘發作現象。這些病童的家屬須暫時限制其進食或飲用，直到醫師改善其氣道高過敏度狀態使其過敏氣喘穩定後，再以冰水激發試驗確定其是否可以開始進食。

所以並非每一個過敏氣喘病兒都絕對不能吃冰或喝冰

飲料。比較實際的建議是，若你們家的寶貝吃了冰或喝了冰飲，便會引起咳嗽或喘鳴發作，就表示他們的過敏氣喘是處於不穩定狀態，最好就暫時避免他們食用冰冷食物。

但是要記得只有三分之一的過敏氣喘兒會受進食冰冷食物影響，只要不穩定的過敏氣喘穩定後，大部份的病童皆可以吃冰淇淋也不會誘發氣喘發作。

我建議剛開始進食冰冷食物時須盡量少量多餐吃，想吃的時候請孩子把小口的冰含在口中久一點等溶化後溫度回升再吞下去；或者選擇會含停留在口中久一點的冰淇淋，去取代會一口咕嚕入喉的冰水、冷飲。

家中已養寵物怎麼辦？有過敏兒能養寵物嗎？

若家中已養寵物，則嬰兒與學齡前兒童居家不須避免接觸寵物，不必棄養。但是若家中尚未飼養寵物，則我們建議高過敏家族不宜飼養寵物。至於已經被證實會對寵物過敏會產生臨床症狀的過敏氣喘病人，則我們建議病人居家須避免接觸貓狗有毛寵物過敏原或是須大幅減少貓狗有毛寵物過敏原濃度。

根據國際文獻報告顯示，從小接觸大量貓狗等有毛哺乳類寵物過敏原的幼兒，長大後產生過敏疾病的機會反而會降低，目前已經瞭解這現象乃是因為在物種演化的過程中人類會對物種演化接近的貓狗等有毛哺乳類寵物過敏原產生耐受性，所以長大後產生臨床過敏疾病的機會反而會降低。

但是若是從小接觸大量塵蟎、蟑螂等過敏原，則因物

種演化的過程中與人類關聯性相距過遠，所以不會產生耐受性，只會產生嚴重過敏反應。

居家生活，別忽視小細節

家有氣喘過敏兒的父母的確很辛苦，在生活細節上要時時當心，絲毫不能放鬆，但也不必太過緊張，最重要的是要維持居家環境光照充足，通風良好；時常清潔打掃，可以減少氣喘兒發作的機會。

另外，還有幾項需特別注意的細節，需特別提醒氣喘兒的家庭：

1.戴口罩再外出

乾冷的天氣與局部地區的空氣污染指數急劇變差時，會造成病人的氣喘病發作，此時應戴口罩或儘量避免外出。

2.避免在家燒烤食物

在家裡使用瓦斯、木柴、煤炭、或液態石油產品煮食或燒烤食物，其所產生的室內空氣污染物質，包括一氧化碳、二氧化碳、二氧化硫、二氧化氮、氮氧化物、及其它可吸入粒子，皆可誘發早已不穩定的氣道產生氣喘病發作，故病童的家屬須避免以上述方式燒煮食物。

3. 家中禁菸

抽菸與吸二手菸皆會增加異位性個體氣喘病發作的發生率，故病童家中應該完全禁止抽菸。

4.多洗手

呼吸道病毒感染已被證實會誘發病童的急性氣喘發

作，故在呼吸道病毒感染流行期間，病童宜避免到公共場所（尤其是電影院等）且應常戴口罩及經常洗手，而病童的家屬也須培養勤洗手及戴口罩的習慣。

5.運動前先服藥

大多數的氣喘病童在激烈的運動之後，都會有短暫性的氣道阻力增加、咳嗽、及呼吸急促等現象。除長期投與低劑量噴霧吸入式類固醇可降低其氣道過敏性炎症反應外，於運動前十至十五分事先噴霧投與 $\beta 2$ 交感神經興奮劑、Cromolyn、或Nedocromil通常可防止80％至90％的病童運動誘發型氣喘發作。至於其它的非藥物措施則包括：避免在太乾燥的環境中進行運動；事先做暖身運動；游泳；運動時使用鼻子呼吸或使用面罩或口含管子以減少呼吸空氣的水份散失。

6.均衡的飲食

至於有少數病童會因進食某些食物或飲用冰水而產生肺功能下降，甚至氣喘發作現象時。這些病童的家屬須暫時限制其進食或飲用，直到醫師改善其氣道高過敏度狀態或以冰水或食物激發試驗確定其是否可以開始進食。

7.過敏氣喘病童日常營養的特殊考量

a.長期食用富含大量不飽和脂肪酸的植物油時，會比食用含有大量飽和脂肪酸的動物油更易造成病童過敏性發炎反應持續存在，但食用魚油則會減少過敏發作。

b.長期油炸食物的食用（尤其是用已使用過多次的回鍋油來油炸時）會增加過敏氣喘發作。

c.羊奶與牛奶的成份十分相似，故對牛奶過敏的病童

可能亦會對羊奶過敏。

　　d.目前所謂的免疫奶粉，富含牛的免疫球蛋白並非人類的免疫球蛋白，對人的免疫力或過敏體質並無改善作用。

就學時，先與導師溝通

　　父母應到學校拜訪級任老師懇切與老師討論小朋友平常氣喘的狀況，應包括下列幾個重點：

1.孩子目前的氣喘狀況與治療情形

　　a.小朋友現在接受何種治療、氣喘藥物。

　　b.目前治療成效如何。

　　c.發作頻率的高低。

　　d.假如學童不幸有急性發作時該如何處理。

　　e.班上做環境清掃時小朋友該如何避免氣喘或鼻炎的發作。

2.在學校若氣喘發作時的處理

　　請老師跟班上學童交代，若氣喘病的學童在學校有出現氣喘惡化時的前期徵兆，要跟老師報告，或送學童到保健室，以便儘早處理。

3.家長應與體育老師溝通事項

　　若孩童有氣喘而須停止活動時，不要誤會其偷懶而不想上體育課。

4.運動前須作10分鐘以上之暖身或伸展運動

　　要避免有塵土飛揚的室外環境或在又乾又冷的空氣環境下作運動。運動種類以間歇性休息的運動為佳，游泳為

第一選擇，其他如排球、羽毛球、體操等，找出適合自己的運動。

預防性藥物的投與：

a.可在運動前15分鐘吸入短效型支氣管擴張劑，可維持2至4小時，不易誘發氣喘發作。

b.亦可在運動前30分鐘使用吸入型長效支氣管擴張劑，更可維持9小時以上。

5.若運動中氣喘發作時採取的措施

a.應立即停止運動。

b.馬上給予吸入劑型短效支氣管擴張劑2～4下，需要時可每15～20分鐘一次，共3次。

c.保健室可常備吸入劑型短效支氣管擴張劑。

若孩童常有運動誘發型氣喘應儘速就診，由醫師指示是否應調整藥物治療計畫。

6.當小朋友要外出校園進行教學旅遊時，先請教醫生

a.小朋友氣喘病是否已控制住了。

b.萬一急性發作時自己或家屬要如何處理。

c.請醫生寫個病歷摘要，詳述病童氣喘狀態、目前使用之藥物，不幸發作時要如何處理。

7.小朋友參加校外教學旅遊或住宿須知

a.保持愉快及平穩的心情旅遊。

b.勤洗手避免感冒。

c.有感冒症狀立刻依照醫師事前指示，正確使用藥物。

d.隨身攜帶藥物及使用說明單。

e.進入住宿房間前，打開所有窗子，先讓室內外空氣對流，可減少與過敏原接觸的機會，當然也可避免氣喘發作。

　　f.勿在彈簧床上跳、玩枕頭大戰，盡量少待在住宿房間裡。

8.過敏兒的預防注射

　　預防注射的目的，乃是要使接受預防注射的人在未生病之前，就可以主動產生對抗此種疾病的免疫能力。氣喘病兒所需要的預防注射與正常兒童大致相同。不管是氣喘病本身所累積產生的過敏性發炎反應，或著是按照小兒過敏免疫學專科醫師指示所使用的氣喘病治療藥物（包括抗發炎藥物與類固醇），對於預防注射皆不會有不良影響。

　　在氣喘病兒中只有少數經食物激發試驗證實會對雞蛋蛋白產生嚴重過敏反應者，才須避免流行性感冒疫苗的注射。對於麻疹預防針的注射，則只須在專科醫師的監視下即可進行。若病兒及其家屬對於病兒的預防注射，尚有任何疑問者，請主動諮詢小兒過敏免疫學專科醫師。

在流行感冒季節尤要當心

　　在秋冬季節交替之際，外在天氣會逐漸變得涼爽乾燥之際，會使得具有呼吸道過敏的不穩定氣喘患者很容易產生過敏氣喘的發作。

　　在這段期間裡，更由於學校開學後，學童在學校互相交互傳染的機會大幅增加，若再加上秋冬季節性的病毒感染流行，氣喘病童也會很容易因為在學校得到呼吸道病毒

感染而誘發過敏氣喘的臨床症狀，甚至將病毒再傳染給家中有過敏氣喘疾病的長者，造成全家人病毒感染誘發型的氣喘發作。

　　所以，在呼吸道病毒感染流行期間，或當局部地區的空氣污染指數急劇變差或是氣候溫度濕度劇烈變化時，到公共場所應戴口罩（尤其是電影院等）或盡量避免外出，且應經常洗手，而家長們也須培養勤洗手及戴口罩的習慣。

> **重點筆記**
> 　　只要小患者的慢性過敏性發炎反應經過治療氣喘專科醫師的適當處置獲得改善後，病情即可不再受其影響，也就是說，過敏氣喘病童穩定以後，即使參加奧運會馬拉松賽跑或是食用霜淇淋都不會再誘發過敏氣喘發作。

Q21 氣喘的常用藥物有哪些？

了解你目前正在使用的藥物，並清楚知道劑量與注意事項，是一件很重要的事。

氣喘治療的迫切性

具有遺傳性過敏體質的新生兒，在出生後的六個月內，受到環境中其所遺傳到的致敏因素的誘發，會在其體內形成過敏性的免疫防禦機轉，開始出現我們稱為的「過敏」反應。

如果過敏兒所處的環境中的致敏原沒有改善，使過敏兒的免疫力一直受到刺激，則過敏兒會於其遺傳異常的各個器官組織，如：支氣管、鼻腔、眼結膜、胃腸、及皮膚等，形成持續進行的過敏性反應，並造成其組織學上之破壞，甚至造成器官組織永久性纖維化的形成。

目前的醫學研究已經證實即使在輕微的過敏氣喘病人的支氣管上皮內也有很多發炎細胞浸潤。這個發炎反應除會造成氣喘兒呼吸道狹窄阻塞，以及敏感度大增，支氣管的周圍也會逐漸的纖維化。

這些發現使我們體會到過敏氣喘病的早期診斷，改善環境，及早期使用抗發炎藥物來治療和預防此過敏性發炎

反應持續進行，以遏止病兒產生慢性不可逆的器官組織纖維化傷害的產生是迫切須要的。

所以身為臨床醫師的我有必要隨時根據目前最新的過敏學研究報告，針對現在所研發成功並應用於臨床治療的各種氣喘病治療藥物的最新發展作一個新的評估，以便了解其最佳的使用方式與時機。

了解氣喘的藥物治療

氣喘的藥物治療目的是用來恢復並且避免病人產生氣喘症狀和呼吸道氣流阻塞。治療氣喘藥物依據其主要作用，分為控制藥物（又稱長期預防藥物）和緩解藥物（又稱快速緩解藥物）兩大類。

1.控制藥物

控制藥物是必須長期每日使用的治療藥物，如此可使持續性氣喘病的病情得到控制並且維持長期的穩定。它包括抗發炎藥物和長效型的支氣管擴張劑。抗發炎藥物特別是吸入式皮質類固醇是目前最有效的控制藥物。

抗發炎藥物可以中止氣道的發炎反應，而且有預防和壓抑氣道發炎反應的作用。抗發炎藥物因此可以使氣喘病人惡化頻率減少，慢性症狀減少，肺功能進步，氣道過度反應降低，和生活品質獲得改善。控制藥物以往又稱為預防藥、防護藥、或維持的氣喘治療藥物。

目前使用中的抗發炎藥物主要有類固醇、緩釋型茶鹼、咽達永樂（cromolyn鈉，SCG）、和白三烯調節劑（Leukotriene Modifiers）等。其中以類固醇的療效最佳，它同時具

備預防與治療的效果。

2.緩解藥物

緩解藥物則主要包含短效型的支氣管擴張藥物，它們可迅速地緩解氣喘病人的支氣管收縮現象及其伴隨的急性症狀，例如咳嗽、胸悶、和喘鳴。緩解藥物又被稱為快速緩解藥物或急救藥物。

支氣管擴張劑的主要作用乃是藉由放鬆氣道平滑肌來擴張氣道的內徑。雖然支氣管擴張劑可以改善或抑制支氣管的收縮作用以及相關的急性氣喘症狀，支氣管擴張劑並無法恢復氣道的過敏性發炎反應和高敏感度。

某些長期的臨床研究已經顯示以抗發炎藥物來長期治療氣喘病，對氣喘症狀的長期控制，肺功能的改善，和氣道敏感度的降低比長期單獨以支氣管擴張劑來治療氣喘病的療效更佳。

支氣管擴張劑則包括交感神經興奮劑，副交感神經拮抗劑，和短效型茶鹼。其中以 $\beta 2$ 交感神經興奮劑的效果最佳。

使用不當仍有副作用

值得醫界和病患注意的是，美國國家衛生院於1998年發表的氣喘病死亡（Fatal Asthma）一書中，提出為何單獨使用 $\beta 2$ 交感神經興奮劑來擴張氣喘病人支氣管，來治療氣喘病的臨床症狀，卻會造成氣喘病人死亡病例顯著增加的說法。

$\beta 2$ 交感神經興奮劑的單獨使用，會逐漸加重氣喘病

人支氣管的持續性過敏性發炎反應，以致造成病人支氣管的嚴重傷害及過度敏感，形成慢性持續性嚴重氣喘病發作狀態，此時若仍然繼續使用更強效的β2交感神經興奮劑，甚至氣霧機來投與β2交感神經興奮劑，則病人可能會因氣道發炎及敏感到極點以致於受到最後一次呼吸道的外來刺激時，氣道劇烈收縮，無法放鬆而造成病人的死亡。β2交感神經興奮劑並非經由其作用於心臟的副作用，而造成病人的死亡。

台灣也發生過因過度依賴支氣管擴張劑而死亡（病童死時還手握著噴霧劑瓶子）的案例。

為了要避免這些不幸的事件一再的發生，我們須教導病童及其家屬瞭解氣喘病的正確致病機轉，接受過敏免疫學專科醫師的適當處置，並得以對病人進行完善的居家照顧，使他們能夠維持健康的身體狀況，過著與正常人相同的日常生活，甚至有臨床上痊癒的機會。

兒童氣喘常用藥物——支氣管擴張劑

藥劑	效用	注意事項
β型交感神經興奮劑	◎這是目前被使用最普遍且支氣管擴張作用最有效的藥物。 ◎目前用於解除氣喘病的急性發作症狀之最佳選擇藥物為噴霧使用的β2交感神經興奮劑。 ◎口服劑型則較適合用於病情穩定或較輕微之氣喘病兒。	◎不建議每天規則性使用β2交感神經興奮劑，而只能在必要時才使用。 ◎當病兒需要每個禮拜使用一到三次以上的β2交感神經興奮劑時，應該儘速與小兒過敏免疫學專科醫師約診，以找出其造成氣喘病持續發作的原因加以避免之，並於必要時調整其抗過敏性發炎藥物的使用。
抗膽鹼激導性劑	◎抗膽鹼激導性劑的主要藥理學作用為降低迷走神經強度以達成擴張支氣管的目的。 ◎膽鹼激導性劑通常使用於當病人接受了噴霧式β2交感神經興奮劑仍反應不良者，以加強其支氣管擴張作用。	◎抗膽鹼激導性劑的使用在治療氣喘病的地位並不十分顯著。 ◎其通常只被當作第二線的支氣管擴張劑，來與噴霧式β2交感神經興奮劑合併使用。
茶鹼	◎茶鹼的主要作用為支氣管擴張效果。 ◎可鬆弛支氣管平滑肌，抑制肥胖細胞釋出介質，促進黏液纖毛的清除能力，防止微細血管的滲漏，減少抗原刺激後繼發性氣道阻塞及降低敏感度，並可降低肺動脈阻力和改善橫隔膜的收縮功能。	◎當茶鹼的血清濃度大於20微克/毫升時，即可能出現中毒現象，其症狀包括： ①經中樞引起的胃腸作用：如噁心、嘔吐、甚至吐血。 ②中樞神經刺激作用：如失眠、頭痛、焦燥不安、甚至抽筋。 ③心臟毒性作用：以竇性心跳過速最為常見。常見於醫師急於迅速達到病人茶鹼血清治療濃度時。 ◎一歲以下的病兒由於其對茶鹼代謝及排除能力尚未成熟，故其每公斤使用劑量需隨著年齡減少而降低。

抗發炎藥物

藥劑	效用	注意事項
咽達永樂 (cromolyn 鈉， SCG)	◎可抑制人類因過敏原刺激所引起的支氣管收縮現象。 目前依其噴霧投與方式可分為：①膠囊劑型；②定量噴霧劑型；和③噴霧機投與等三種劑型。 ◎SCG為一種相當安全的藥物，其副作用如局部喉頭刺激，或偶發的輕微支氣管收縮。此現象尤其較容易出現於使用乾粉吸入劑型者。 ◎由於其安全性高，SCG臨床上曾被部份學者建議當作輕度至中度氣喘病兒的第一線預防藥物使用。	◎輕度（間歇型或持續型）氣喘病兒可先使用SCG來當其控制藥物，其病情通常可於兩個禮拜內改善。若氣喘病兒使用了SCG四到六個禮拜後，氣喘病情不見改善，則加入或取代以吸入型類固醇的使用是適當且有須要的。
類固醇 (Corticosteroids)	◎用來治療或預防氣喘病發炎反應的抗發炎藥物中，最有效的藥。 ◎類固醇可調節各種免疫或非免疫性的組織反應，且又可穩定肺部的微細血管循環。 ◎近年來引進的噴霧吸入性類固醇，可避免掉其絕大多數的副作用，故目前對慢性輕度持續型到嚴重型的氣喘病人的治療上，類固醇已被大部分的學者建議成第一線的治療藥物。	◎近年來由於噴霧吸入類固醇新製劑的局部抗發炎作用增加，系統清除率加速，經肝臟的第一次通過代謝率近乎完全，且生體獲得率大幅降低，使得依照過敏免疫學專科醫師處方，適當使用吸入型類固醇的氣喘病人，幾乎不可能產生不當使用類固醇所造成的任何全身性或局部性的副作用。
白三烯調節劑 (Leukotriene Modifiers)	◎白三烯是具有強力的生物化學活性的介質，它們可造成氣道平滑肌的收縮，增加血管的通透性，增加黏液的分泌，並且可吸引及活化過敏性發炎細胞趨化並滯留於氣喘病人的發炎氣道處。	◎白三烯調節劑是阿斯匹林誘發型氣喘病人的首選治療藥物。 ◎療效通常於開始治療後的二到四個禮拜內即可呈現。

Q²² 氣喘兒一定要用噴霧治療？有何優缺點？

吸入型藥物是治療各年齡層兒童氣喘的最重要方法，幾乎所有的兒童都可以被教導有效的使用吸入型藥物。

噴霧治療的優點

由於治療小兒過敏性氣喘病所使用的藥物，若能以噴霧方式直接投與到小孩子的氣道，即其持續性過敏性炎症的發生部位，會具有下列優點：

1.所須劑量較小

2.治療作用快速

3.有最大的肺部效用及最小的肺部外副作用

小兒過敏性氣喘病兒在使用定量噴霧吸入劑治療時，必須合併使用吸入輔助器，因為它能增加噴霧劑的有效肺部沉積量，可增加療效；並減少噴霧劑喉嚨及咽喉沉積量，可降低副作用；在使用消除起動噴霧器與吸入噴霧劑時也比較方便。

輔助器尤其對有氣喘疾病的對嬰幼兒特別重要，因為它不但可以使噴霧吸入治療得以應用於迫切須要治療的嬰幼兒氣喘病兒，並且可以幫忙我們避免掉幾乎所有的治療

氣喘病藥物的副作用。

噴霧治療的種類

目前臨床上使用於氣喘兒的噴霧產生方式，主要可經由超音波式噴霧機，壓縮空氣推進式噴嘴噴霧機，和定量噴霧劑（可合併吸入輔助器使用）等三種。

1.使用噴霧機投與藥物的最大缺點乃是須經常清潔維修，否則易造成細菌的污染。而使用大容量有瓣膜裝置的吸入輔助器來投與支氣管擴張劑，已被証實治療效果比使用要好，所以我們並不建議規則性的使用噴霧機來治療氣喘病人。

2.定量噴霧劑依其使用原理可分為以非氟氯碳化物（HFA）為推進劑來投與藥物，或將有效藥物成份製成超微粒乾燥粉末，讓病人吸入肺部等兩種方式。

3.非氟氯碳化物噴霧推進劑：以HFA為推進劑投與藥物來治療氣喘病時，其吸入粒子的直徑以1-5μm大小者，吸入速率以10-20L／min有最大的周邊肺部沉積率。此種最佳療效可藉由吸入輔助器的使用而得到其最大肺部沉積量。

使用類固醇，別怕副作用

類固醇的噴霧吸入劑（如：Budesonide，Fluticasone，Mometasone等）皆具有很強力的局部抗發炎作用和被全身吸收時的快速被肝臟去活性化。所以，在適當的使用劑量下（

每天不大於400微克），類固醇的噴霧吸入是相當安全的，若再加上吸入輔助器的使用，則不但少見病童口腔念珠菌感染和聲音嘶啞，對病童的生長亦很少會有影響。

最近的文獻報告更大致認為氣喘病人當每天使用不大於400微克的類固醇噴霧吸入時，其類固醇的作用主要集中於局部肺組織，而當其每天使用劑量大於400微克以上時，才有可能會造成全身性的影響。

但由於類固醇的噴霧吸入治療，若不配合吸入輔助器的使用，曾被報告會造成病童腎上腺功能的某些微細影響，雖然我們目前並不了解其可能會造成的臨床意義，但若相較於此療法可顯著的改善中等與嚴重度氣喘病人的臨床症狀、肺功能、與家庭生活品質，減少病人肺部纖維化及其後慢性阻塞性肺病甚致氣喘病死亡率的產生，我們建議其應使用於反覆發作的中度與嚴重度氣喘病人，而這些病人最好能定期接受氣喘病專科醫師的個別診察與調整其最少的有效類固醇吸入劑量，並且病人一定要配合著吸入輔助器的使用。

當氣喘病兒急性發作時，因氣道嚴重阻塞，類固醇的噴霧吸入劑的使用療效不佳。此時需合併使用口服或靜脈注射投與短期性高劑量類固醇，不但可減少支氣管的發炎反應且可加強選擇性交感神經興奮劑的效果。

在過敏氣喘專科醫師的專業治療之下，高劑量短時期的類固醇使用數週之內，都可立即停藥不必減量。且當間歇性短時期使用時，即使每年長達四至十二週，除偶而對孩童的生長有些許影響外，很少產生其他副作用。

吸入型藥物是治療各年齡層兒童氣喘的基石。幾乎所有的兒童都可以被教導有效的使用吸入型藥物，不同年齡層的兒童需要使用不同的吸藥輔助器來達到有效地治療，所以吸藥輔助器種類的選擇應該是個人化的。

吸藥輔助器的選擇

年齡群	最適當選擇	替代選擇
小於4歲	定量噴霧吸入劑(MDI)併用面罩式吸入輔助器	氣霧機併用面罩
4至6歲	定量噴霧吸入劑(MDI)併用口吸式吸入輔助器	氣霧機併用面罩
大於6歲	乾粉化定量噴霧劑，或呼吸啟動式定量噴霧吸入劑(MDI)，或定量噴霧吸入劑(MDI)併用吸入輔助器	氣霧機併用口吸管

Q23
需要使用類固醇治療？
副作用大嗎？

病患和家長必須明白，氣喘是一種長期疾病，預防藥物須長時期服用，得跟類固醇的副作用取得平衡。

甚麼是類固醇、有毒嗎？

「醫師，控制氣喘有沒有別種藥物？聽說吃類固醇的副作用很大，我不想要我的孩子服用類固醇！」

每次我跟氣喘病患或氣喘兒的父母談到使用類固醇來治療過敏時，大家一聽到類固醇臉色就很凝重，好像它是有害人體的毒物一樣，事實上，大部分的人對類固醇有很大的誤解。

類固醇是一種人體內本來就存在，每天會不斷分泌，線持生命所必要的成份，屬於荷爾蒙的一種，如果腎上腺不能正常的每日分泌類固醇，就會使人體各方面的功能沒有辦法維持，會出現血壓、血糖降低的現象，甚至死亡，醫學上稱之為安得生氏病（Addison disease）。

但是，現在容易引起誤會的則是人工合成的類固醇，俗稱「美國仙丹」，它能以加速細胞功能的恢復、消炎及保持患者體內的各種水份或電解質平衡，效果明顯而立即見效。

在服用過量的類固醇後，一定會造成一些副作用，例如水牛背、月亮臉、男性化、抵抗力降低，骨質疏鬆…等等，而造成大家對類固醇的排斥。

但病患和家長必須明白，氣喘是一種長期疾病，需要與它長期抗戰，預防發作是最重要的課題，而預防藥物亦必須是長時期服用，這點必須和類固醇的副作用取得平衡。只可惜，家長一般都不能接受自己的子女需要長期用藥，總希望使用一些可以治癒疾病的藥物。

我希望家長或病患能明白，雖然要長期用藥，但用藥之後，就可以和正常沒有氣喘病的兒童或成人一樣，可以做正常小朋友可以做的事；相比起病人不肯用藥，因而擔心引致氣喘病發而甚麼都不可以做，對小朋友的身心無疑更為健康。

我自己就是一位嚴重的氣喘患者，使用類固醇已經超過二十年，我把氣喘控制得很好，已經有多年不曾嚴重發作。

長效&短效型類固醇

目前治療氣喘的類固醇藥物，可以分為噴霧吸入劑及傳統的口服、注射劑兩類：

1.噴霧吸入劑

低劑量噴霧吸入型類固醇（即使是每天使用200-800微克的Budesonide）配合吸入輔助器的使用以及吸入噴霧劑後的漱口，很少造成氣喘病兒的副作用。罕見的副作用包括口腔念珠菌感染、聲音沙啞、或反射性咳嗽和支氣管收縮，

經過給與抗黴菌藥以及適當地調整吸入噴霧劑的種類、用法、和用量，過敏兒皆可獲得改善。

無論是從臨床經驗或研究數據來看，當氣喘病人使用類固醇，尤其是噴霧吸入劑型，達一至兩週以上後，不但能降低過敏的刺激，而且可改善夜間和凌晨喘鳴症狀。

其他氣喘治療藥物，比如：支氣管擴張劑，如β2交感神經興奮劑、茶鹼、抗膽鹼激導性劑等，則並無法對病人支氣管敏感度有所改善。使用個人控制氣喘發作最低有效劑量的噴霧吸入型類固醇（每天200微克的Budesonide或100微克的Fluticasone或Mometasone為目前已知的最低有效劑量）以維持氣喘病兒不產生臨床症狀持續達一年以上，是有效且必要的預防性治療。

2.口服、注射劑

短期性高劑量類固醇（每天每公斤體重1毫克Prednisolone）的使用在急性氣喘發作的過敏兒身上，不但可減少支氣管的發炎反應而且可以加強選擇性β2交感神經興奮劑的療效，對病兒常有異想不到的救命效果。

高劑量短時期的類固醇必要時使用二週

重點筆記

以目前醫界對氣喘的臨床治療來說，氣喘藥物發展已經非常進步，氣喘病應該是可以控制的，但卻仍有人因為此病而死亡，都是因為對藥物的不認識所造成。我希望病人要相信醫生，正確地用藥，不要誤信坊間的偏方而耽誤病情致無可挽回。

之內，可立即停藥不必減量，當間歇性短時期使用時，即使每年長達四至十二週，除偶而對孩童的生長有些許影響外，很少產生其他副作用。

相反的，若不適當的使用類固醇，超過病人病情需要的使用時間或無節制用量，則會造成不必要的全身性副作用，包括生長遲緩、骨質疏鬆、Cushing氏症候群、白內障、血糖代謝不穩和腎上腺功能受壓抑等現象。

Q²⁴ 氣喘惡化有什麼症狀？

尖峰呼氣流速計的使用可以提前數小時，甚至數天告訴你，你的氣道是否已經變窄，因此可以讓你於氣喘症狀發作之前，提早服藥。

氣喘病惡化的先兆及其處置

氣喘病惡化的會有以下的先兆，必須提高警覺：

1.開始出現或增加咳嗽、喘鳴、胸悶或呼吸急促等症狀。

2.半夜會因咳嗽、喘鳴、胸悶或呼吸急促等症狀而影響睡眠。

3.運動後或爬樓梯後會有咳嗽、喘鳴、胸悶或呼吸急促等症狀。

4.短效型支氣管擴張劑的使用頻率增加，且支氣管擴張效果比平日差，無法維持四個小時以上。

5.尖峰呼氣流速低於預測參考值或個人最佳值的80％，早期認知察覺氣喘病急性惡化的先兆，並加以迅速處理，為最好的氣喘病處置方式，如此可以預防其進一步惡化，並有機會中止氣喘病的發作。

萬一氣喘病急性惡化的先兆未被事先察覺，或察覺後

經過緊急給予必要時的支氣管擴張劑後，其進步情形未達理想程度，則需儘速送醫處理。

尤其是嚴重的、長期持續發作的、和長期只使用乙二型交感神經興奮劑的病人，經常對其本身的氣喘症狀和發作的嚴重度有認知不良的現象。若只以氣喘病臨床症狀如呼吸急促和喘鳴等來評估氣喘病發作的嚴重度時，即使是治療氣喘病的臨床醫師也常常無法正確的判定。

而氣喘病人的肺功能測量，則可提供客觀且直接的氣流限制的評估，和間接的經由測量其肺功能的24小時變異性來評估其氣道過度反應性。

目前有很多種的不同方法可以用來測定氣流限制的程度，其中有兩種方法被廣泛地使用於五歲以上的氣喘病童。這兩種方法包括一秒內強迫呼氣量（FEV1）（和伴隨它的強迫肺活量FVC）以及尖峰呼氣流速值（PEFR）的測量。

尖峰呼氣流速計是一種用來測量空氣如何平順地從你的肺部呼出的裝置， 當病人的氣喘發作時，肺部的氣道通常會變的較狹窄。尖峰呼氣流速計的使用可以提前數小時，甚至數天在你呈現任何氣喘症候之前告訴你，你的氣道是否已經變窄，因此可以讓你於氣喘症狀發作之前，提早服藥，使你得以快速地阻止這次的氣喘症狀發作，並可避免掉氣喘病的嚴重發作。

如何正確使用尖峰呼氣流速計

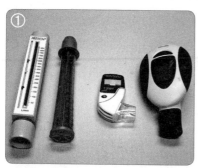

移動尖峰呼氣流速計指示器到底部（歸零），手指不可妨害指示器移動。圖中是目前常見使用的尖峰呼氣流速計。

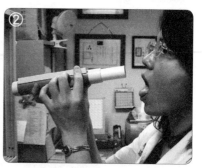

站立姿勢，深呼吸，完全地將空氣充滿你的肺。

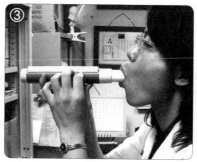

將尖峰呼氣流速計置入口中，緊閉嘴唇，以最用力且快速的方式吹出。請勿將你的舌頭放進吹管的洞裡面。

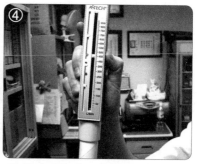

取三次吹氣中，最好的吹氣數值記錄於你的氣喘日誌內。

＊原則上每日早晚各記錄一次，這樣可算出尖峰呼氣流速的每日變異度（公式如下）。病情穩定時，可只記錄早上的尖峰呼氣流速值。

尖峰呼氣流速的每日變異度

$$\text{尖峰呼氣流速每日變異度} = \frac{\text{PEFR(晚)} - \text{PEFR(早)}}{1/2\,[\text{PEFR(晚)} + \text{PEFR(早)}]} \times 100\%$$

＊尖峰呼氣流速的每日變異度兒童若大於20%，即可診斷為氣喘。

尖峰呼氣流速計的使用可幫助氣喘病的診斷及其後的治療。尖峰呼氣流速值，一般而言，在早上剛睡醒時為最低，而在中午十二點和下午兩點之間為最高。

如果經由同時規則地記錄氣喘病症狀與尖峰呼氣流速，確實遵行根據氣喘病嚴重度所設計出來的治療計劃，適當處置其氣喘病症，如此一來，病人的氣喘病將可以被更有效地控制。

使用尖峰呼氣流速計監測氣喘病

在呼吸道阻塞的病童其用力呼氣之流速會降低，而大多數的研究顯示尖峰呼氣流速計對氣喘病兒的診斷及處置監視為一個快速易操作且十分有用的儀器，因此尖峰呼氣流速是氣喘病兒肺功能中最常被用來檢查的項目之一。PEFR可作為氣喘病兒平時之自我評估及發作時自我處置的最佳依據。

尖峰呼氣流速計的正確使用須以站立方式於深呼吸後，以口含住尖峰呼氣流速計，快速且用力地往外吹氣，每人用力吹三次，每次至少間隔30秒以上。

尖峰呼氣流速計的紅黃綠燈區代表意義

尖峰呼氣流速計的紅黃綠燈區可作為平時監測自己病情的參考。若有發作，則可作為自我評估及自我處置的重要依據。

A. 當尖峰呼氣流速計在綠燈區（尖峰呼氣流速值為理想值之80-100%）時，

→表示你的狀況良好！

a.你通常沒有氣喘症狀，可以執行一般日常活動並擁有良好的夜間睡眠。

b.請繼續保持你目前的氣喘控制計劃。

c.醫師將會逐漸將你的藥物調整到最低的使用劑量及頻次。

d.應避免接觸可能誘發氣喘發作的原因。

B. 當尖峰呼氣流速計在黃燈區（尖峰呼氣流速值為理想值之60-80%）時，

→你應該小心！

a.你可能有咳嗽、喘鳴、呼吸短促或胸悶等症狀。

b.你可能因上述症狀而無法從事一般日常活動，或夜裡無法睡好。

c.此時你可使用吸入型支氣管擴張劑來改善症狀。

d.若使用支氣管擴張劑後二十至六十分鐘後，呼氣流速仍舊沒有改善，應儘速就醫。

e.若你的尖峰呼氣流速經常在黃燈區，或經常須靠吸入型支氣管擴張劑來改善症狀，請讓你的醫師知道。

C. 當尖峰呼氣流速計在紅燈區（尖峰呼氣流速值為理想值之60%以下）時，

→你應該立即就醫！

a.你可能一直咳嗽、呼吸非常短促、且／或頸胸部有緊繃感、走路困難、一句話須分好幾次才能說完。通常有喘鳴聲，有時因為很嚴重反而聽不到喘鳴聲。嘴唇及指甲很嚴重時會呈現紫色。

b.請保持鎮靜，不要驚慌，恐慌會使病情惡化。

c.請立即使用吸入型支氣管擴張劑，並服用口服類固醇。

d.請立刻到醫院急診室求診。送醫途中，每隔三至五分鐘使用吸入型支氣管擴張劑。

e.至急診室請告知醫護人員，已是氣喘急性發作。

　　尖峰呼氣流速計的使用對氣喘病之診斷、處置不僅是一個快速可靠的有用工具，也可以促進醫生病人密切合作而進一步使用PEFR值來下治療的決定。所以測PEFR值對氣喘病人就像測血糖、尿糖或量血壓對糖尿病或高血壓病人一樣的重要。

Q25 有氣喘的懷孕準媽媽要注意哪些？

嚴重的氣喘若未及時與適當的處理，對於母體與胎兒都有危險；然而獲得適當控制的氣喘孕婦，其懷孕的結果與沒有氣喘孕婦比較並無差異。

懷孕與氣喘

懷孕生子是婦女生命中最美妙且變化最大的一段時間，不僅準媽媽的心理及生理有重大變化，小寶寶的身體健康也是媽媽們特別擔心的問題。對於有氣喘過敏的媽媽來說，總是會擔心小孩出生後健康是否受到影響，不過，別擔心，以下將為準媽媽們解答困惑。

「有氣喘的婦女可以有安全且足月的懷孕嗎？」很多患者在懷孕之後都會擔心氣喘是否影響到懷孕的安全，以及對小寶寶的影響，其實，只要媽媽的氣喘在懷孕期間能被好好的控制，氣喘並不會增加母親或寶寶產生併發症的風險。氣喘控制良好的人大多能有一個健康寶寶。相反地，控制不好的氣喘則常導致胎兒低出生體重。因此，為了媽媽和胎兒的健康，應該好好控制氣喘症狀。

一定要控制氣喘症狀

「為什麼控制不好的氣喘會影響胎兒？」

很簡單，控制不好的氣喘會減少母親血液的含氧量。因為胎兒從母親的血液得到氧氣供給，母親血液氧氣的減少可能導致胎兒血液氧氣不足，如此可能導致胎兒生長發育不良和減低存活率，因為胎兒正常的生長與發育需要穩定而持續的氧氣供應。

有些準媽媽會擔心氣喘的藥物會影響胎兒，我曾研究和觀察成千上百有氣喘的孕婦顯示，在懷孕時使用吸入型氣喘藥物，絕大多數是適當和安全的。且當氣喘沒有好好控制時，使用藥物的風險又更大。然而，口服藥物應該盡量避免用於懷孕期間，除非為控制症狀所必須。

懷孕對氣喘的影響

懷孕確實可能會影響氣喘的嚴重度。一項研究顯示，有氣喘的病人在懷孕時，35％氣喘症狀惡化了，有28％氣喘症狀改善，剩下33％氣喘嚴重度維持不變。懷孕時嚴重度會變化正是需要與過敏氣喘專科醫師保持密切追蹤的原因，因此才能讓醫師根據病情的變化視需要調整藥物或劑量。

而造成惡化的原因目前仍不是很清楚。但由於在懷孕期間胃部會被擠壓，有些婦女可能會發生胃食道逆流，導致胃灼熱感和其它症狀。這胃食道逆流會使氣喘症狀惡化。其它情況，例如鼻竇感染、呼吸道病毒感染和情緒壓

力增加，都可能導致懷孕期間氣喘症狀惡化。

「那麼在懷孕的什麼時期，氣喘的嚴重度會改變？」通常，氣喘傾向於在懷孕的第二產期晚期和第三產期早期症狀會惡化；但可能在懷孕的最後四個星期症狀會減輕。只要氣喘在懷孕期間有好好地控制，生產時發生擾人的氣喘症狀是極為少見的。

但也有部分的女性在懷孕期間，氣喘的症狀反而得到了改善，不過確切的原因仍不清楚。推測在懷孕期間身體有較高濃度的睪固酮可能是導致氣喘症狀改善的重要原因。

通常對會因懷孕產生氣喘病惡化的婦女而言，其病況最嚴重時，約發生於懷孕第二十九至三十六週之間，而於懷孕的最後四週時其氣喘病則會穫得改善。氣喘病會因懷孕而惡化的婦女，通常其氣喘病嚴重度，會於產後三個月恢復到懷孕前的程度。

控制良好的氣喘病孕婦很少會受到懷孕的不良影響。相反的，控制不良的嚴重氣喘病孕婦尤其是嚴重氣喘病患者則會造成孕婦與胎兒的嚴重不良影響。

對氣喘病孕婦的影響，主要為懷孕期高血壓、妊娠性劇吐、陰道出血、妊娠毒血症、誘發分娩、或產生分娩合併症。

對氣喘病孕婦的胎兒的影響，則主要為增加周產期死亡率、子宮內生長遲緩、早產、低出生體重和新生兒缺氧症。故對患有氣喘病的孕婦而言，當她們打算懷孕時，最好事先使她們的氣喘病情獲得良好的控制。

藥物治療應注意的事

懷孕婦女氣喘病的治療，主要要達到下列目標：維持正常的肺部功能，控制氣喘病症狀包括夜間症狀，維持正常的活動能力包括適度的運動，早期預防氣喘病的急性惡化，儘可能地避免氣喘病治療藥物的副作用，及生產出健康的新生兒。

懷孕婦女氣喘病的處置方式，主要可分為下列四大項：

1.客觀地評估與監測母體的肺功能（FEV1, PEFR, PEFR 早晚變異性）與子宮內胎兒的狀況。

2.要避免或控制氣喘病誘發因子（如常見的吸入性過敏原、過敏的食物、運動、呼吸道感染、鼻炎、和副鼻竇炎等）。

3.適當地藥物治療。

4.完善地氣喘病衛教及精神上的支持。

懷孕婦女氣喘病的治療原則與一般病患並無太大差異，除了對病患及其家屬進行適當衛教，使他們瞭解氣喘病的發炎本質，並儘量教導其避免或減少過敏原和刺激物質的接觸外，適當地抗發炎藥物治療或預防性投與和加上必要時的支氣管擴張劑，這些是現在最為合理的治療方法。

不會造成胎兒畸型機率增加的氣喘藥物	
β 型交感神經興奮劑	Procaterol Fenoterol Bambuterol
抗組織胺	Chlorpheniramine Diphenydramine Cyproheptadine Cetirizine Loratadine
白三烯調節劑	Zafirlukast Montelukast
口服類固醇	Prednisolone
吸入及噴鼻類固醇	Budesonide
咽達永樂	
抗膽鹼激導性劑	Atrovent
茶鹼	
抗生素	Erythromycin Amoxicillin Augmentin

可以哺育母乳

哺育母乳是增加小孩免疫力的好方法，因此需要被鼓勵。雖然大多數藥物尚未被精確地評估能否進入母乳中；但是沒有證據顯示氣喘藥物會經由母乳而對嬰兒有不良影響。儘管治療藥物可能會進入母乳中，但濃度通常非常低，因此可以放心哺餵母乳。

但是有些藥物像茶鹼，嬰兒可能因為吃到母乳中的茶

鹼而變得躁動不安。另外，如果在哺乳時同時有過敏的症狀，這些藥物仍是適當且安全的治療。再一次強調，如果在哺乳時有過敏和氣喘的問題，過敏氣喘專科醫師可以提供最佳的治療。

除非是面對氣喘病發作非常嚴重的懷孕婦女，我們須要使用帝王剖腹術外，對氣喘病懷孕婦女而言，自然生產的機會應與一般產婦相同。

氣喘的治療需注意事項

免疫療法或「減敏治療」對懷孕並沒有不良的影響，因此在懷孕期間可以繼續。跟平常一樣，需要在你的過敏氣喘專科醫師監測下以減少過敏反應的危險。這些過敏反應是罕見的，但是一旦發生對胎兒可能是有害的。並且，減敏治療不應該在懷孕期間開始第一次療程。

也有孕婦詢問我，在產前可以做拉梅茲運動嗎？其實，大多數有氣喘的婦女可以做拉梅茲呼吸運動而沒有困難。但是患有中重度氣喘的媽媽，請一定要求診過敏氣喘專科醫師，好好控制氣喘。

重點筆記

對於育齡期的氣喘婦女，應在懷孕前與醫師就氣喘用藥做個調整，若在平時以尖峰流速計來監測肺活量狀況，將可減少用類固醇機會。若平時氣喘控制得宜，可減少懷孕期的發作機會對於發作較頻繁的懷孕婦女藥物的選擇，尤其在前3個月應以吸入劑為較佳。

Q²⁶ 在運動後總是呼吸急促，與氣喘有關嗎？

為了確診運動誘發型氣喘，醫師必須先詢問詳盡的病史，並在病人休息時做肺功能檢查，以確定病人並沒有慢性氣喘，通常會在運動過後進行肺功能檢查。

「你曾經在運動時咳嗽，喘鳴或感到胸悶？」

「當運動到筋疲力竭，你是否感覺極度疲勞或呼吸急促？」

如果有這些症狀，也許你是眾多患有運動誘發型氣喘的人其中之一。

在劇烈運動後，氣喘病人中的大部分會產生氣喘症狀。除此之外，許多非氣喘病人，過敏性鼻炎患者，及有過敏疾病家族史的人，也會經歷和運動相關的氣喘。

症狀及誘發因子

當你患有運動誘發型氣喘，可能會在運動後5到20分鐘之內發生呼吸困難。症狀包括：喘鳴、胸悶、咳嗽和胸痛。其他運動誘發型氣喘症狀還包括：在短時間運動後的5到10分鐘之內開始一段長時間的呼吸急促。

患有運動誘發型氣喘的病人，其呼吸道對於突然改變的溫度和溼度過度敏感，特別是吸到較乾冷空氣的時候。作劇烈運動的時候，人們傾向用嘴巴呼吸，使得乾冷空氣在未經鼻腔的加溫、加濕作用之前，直接到達下呼吸道。

　　經嘴巴呼吸在患有感冒、鼻竇炎和過敏性鼻炎的人也很常見；在這種情況下，空氣只能被加濕到60～70％的相

健康小教室

肺功能檢查

　　肺功能檢查可以在醫療院所內或在戶外進行。若是在醫療院所內，病人先跑跑步機或踩腳踏車6到8分鐘，使心跳速率達到年齡相關最高預測值的80~90％。病人再對著肺活量計（spirometer）吹氣，測量病人呼氣能力。這個測試是在病人運動前及運動停止後2~30分鐘內進行多次肺功能檢查。第一秒呼出氣體的體積（FEV1）和運動前比起來減少12-15％以上就有可能是運動誘發型氣喘。

　　在戶外，可以在6到8分鐘的跑步或參與一項通常會誘發呼吸道症狀的團隊運動或活動之後測量呼氣氣流。在停止運動後30分鐘之內多次測量呼氣氣流。雖然有可攜式肺活量計，醫師通常會建議一種小型而較便宜的尖峰呼氣流速計來測量運動後呼氣氣流減少的程度。在這種情況下，尖峰呼氣流速值減少15-20％才能夠診斷為運動誘發型氣喘。

對濕度；而經鼻呼吸則可在空氣到達肺部之前，將其加溫加濕達80～90％的相對濕度。除了經嘴巴呼吸之外，空氣汙染，空氣中大量的花粉，及呼吸道病毒感染，都會使運動造成喘鳴的嚴重度增加。

在診斷為了確診運動誘發型氣喘，醫師必須會先詢問詳盡的病史，並在病人休息時做肺功能檢查，以確定病人並沒有慢性氣喘，通常會在運動過後進行肺功能檢查。

游泳是最好的運動

雖然建議的運動種類和運動持續的時間對每個人不盡相同，但仍有一些運動較適合患有運動誘發型氣喘的人選擇。

目前認為游泳對氣喘患者以及有支氣管收縮傾向的病人是最好的運動，因為游泳有以下優點：游泳時呼吸的是溫暖潮濕的空氣；全年都可進行，無季節限制；可訓練上半身肌肉；游泳時水平的姿勢可幫助肺內黏液自肺底部排出。

步行、騎腳踏車、健行、下坡滑雪也較不會使運動誘發型氣喘發作。在冷天氣中運動，穿戴有光滑表面的圍巾或使用遮住口鼻的口罩可以藉由吸入溫暖潮濕的空氣來減少症狀發作。

需要短暫爆發力的團隊運動，如棒球、橄欖球、摔角、高爾夫球、體操、短距離的田徑賽和衝浪等，和需要持續耗費體力的運動如足球、籃球、曲棍球、及長跑比起來，較不會誘發氣喘症狀。在寒冷天氣下進行的運動如越

野滑雪和冰上曲棍球，比較可能使呼吸道症狀惡化。但是很多氣喘患者已經發現，在適當的訓練及藥物治療之下，他們在賽跑甚至籃球運動上仍然可以勝過他人而有優越的表現。

治療運動引發的氣喘

由於氣喘患者對運動的敏感度和由運動所造成的運動誘發型氣喘的嚴重度與其本身氣道過敏反應性的高低成正向相關，我們可知不同程度的運動（如走路、慢跑、賽跑等），可在有不同程度肺部過敏性發炎的病人身上，產生氣喘發作。

而當病人有呼吸道病毒感染時其所能忍受的運動程度則又會大幅降低。為了要避免病人於運動時產生氣喘病急性嚴重發作，甚至致命，我們必須於平時就作好居家環境空氣污染物與過敏原（尤其是塵蟎）防治，規則適當使用抗發炎藥物，如此就可大幅降低病人氣道的過敏性發炎反應、氣道的高敏感度，以及運動誘發型氣喘的發生率。

至於運動前使用吸入藥物，對不穩定氣喘病人控制和預防運動誘發的支氣管痙攣是很有幫助的。

我建議預防運動誘發型氣喘症狀最好的藥物是在開始運動前15分鐘使用吸入型短效型乙二型交感神經興奮劑。這類藥物包括albuterol，pirbuterol和terbutaline，在80～90％的病人是有效的，可以迅速產生藥效，並且藥效持續最長達4到6小時。這類藥物在運動誘發型氣喘發作後，也可以幫助緩解症狀。

在學校中，這類藥物可以由校護幫助給予孩童使用。另一種選擇是吸入型長效型乙二型交感神經興奮劑，其作用可持續達12小時。在上學前使用這類藥物，許多孩童可以參與整天的體育課或其他活動課程而不需另外使用短效型吸入藥物。如果使用上述藥物之後，症狀仍無法受到良好控制，病人應該和他們的醫師進一步討論與調整每天使用的氣喘控制藥物。

重點筆記

運動前的暖身運動可以減少劇烈運動後胸悶的發生。激烈運動後的緩和運動，包括伸展運動及慢跑，可以防止吸入肺部空氣的溫度產生劇烈變化，進而可以減少運動後運動誘發型氣喘症狀的發生。

運動員在有病毒感染，氣溫過低，以及當空氣中花粉數量過高或空氣污染太嚴重時，應該減少運動。把嘴嘟起撅嘴呼吸也可以幫助減少氣道的阻塞。

氣喘和奧運

氣喘病患到底適不適合運動？我記得有一項有趣的研究，曾經對代表美國參與奧運的選手調查顯示，在當時研究中代表美國參與奧運的選手中，至少每6位就有一位有氣喘的病史。雖然美國人口中4～7％的人有氣喘，美國奧運選手的氣喘比例顯然較高。在699位選手中，117位（佔16.7%）有氣喘病史，或曾用過氣喘藥物。其中73位（10.4%）選手仍有氣喘，在比賽的期間需要使用藥物控制氣

喘，有的選手甚至需要長期使用控制藥物。

在這些美國奧運選手中，自行車和登山自行車選手患有氣喘的比例最高，而在羽毛球、沙灘排球、桌球及排球選手中佔的比例最低。有趣的是，美國奧運選手中，將近30％患有氣喘或正在使用氣喘藥物的選手在比賽中奪得團體或個人獎牌，和沒有氣喘的選手獲獎的比例（28.7％）相當。

運動有益於身心健康。即使不是為奧運獎牌奮鬥，所有患有運動誘發型氣喘的病人，在適當的診斷和治療之下，都可以他們最大的能力來運動而不會受到限制。

Q27
藥物可能引發氣喘嗎？

有高達28％的成年氣喘病人，使用阿斯匹林和其他非類固醇抗炎劑會引起氣喘的惡化。

急性發作的氣喘

藥物是有可能誘發氣喘的。我曾有一位67歲的男性發生突發性的胸悶與呼吸窘迫而來求診，此病患本身為一位有中度持續性氣喘的病患，平常接受吸入型類固醇與長效性支氣管擴張劑的治療，並且在門診規則的追蹤治療。

據病人描述，在最近的一個月常常覺得呼吸困難，胸悶，以及運動後有呼吸急促的情形；也因此到某醫院心臟專科門診求診。心臟超音波及其他的檢查顯示此病人有心臟瓣膜疾病與中度的二尖瓣逆流，以及冠狀動脈疾患。後來他又發生嚴重的胸悶不適，以及呼吸困難的情況再度加重，此病患在使用了數次的吸入藥物（Symbicort）之後仍無法緩解，因此來到門診，因為病人過去並無藥物過敏的病史，初步的診斷為原因不明的氣喘急性惡化。

但我還是覺得很奇怪，因為這位病人平時都有規則的使用氣喘控制藥物，最近也沒有急性的上呼吸道感染，

對於誘發氣喘的環境因素也很注意，在臨床上應不至於發生如此嚴重的氣喘急性發作；因此在門診又詳細的詢問了病患的病史。結果發現，這位病人在心臟科醫師的建議之下，曾做了核子醫學心肌灌流檢查；由於此病人有氣喘，無法負荷檢查中所需的運動，故以注射藥物代替（注射Persantin），然而，就在檢查做完的數小時後，發生了嚴重的氣喘急性發作。因此這位病人最後的診斷為藥物所引發的急性支氣管痙攣。

曾引發氣喘的藥物

在文獻上記載會誘發氣喘發作的藥物有：

· 抗高血壓藥物（如Reserpine、Guanethidine、Phentolamine、Methyldopa、ACE inhibitors、α-adrenoceptor antagonists）

· 乙型交感神經阻斷劑眼藥或口服藥

· 抗精神藥物（如Chlorpromazine）

· 口服避孕藥

· 非類固醇抗發炎藥以及Persantin

1.Persantin

成人的心血管疾病常與支氣管性氣喘並存。在臨床上常常以核子醫學心肌灌流檢查來測定心肌缺氧的程度；一般來說，這樣的檢查是病人運動中測定，在病人身體有疾患無法負荷運動的狀況下，注射冠狀動脈擴張劑是施行此檢查的另一個做法。有氣喘的病人往往需要這種替代檢查方案。這樣的檢查稱為休息心肌灌流檢查，所使用的藥物

為Persantin。有氣喘的患者在做此檢查時，建議跟醫師提醒氣喘的病史。

2.乙型交感神經阻斷劑

不計其數的隨機臨床研究已知乙型交感神經阻斷劑可以顯著降低心肌梗塞，慢性心臟衰竭病人的死亡率。然而，這樣的救命藥物在慢性阻塞型肺病（COPD）與氣喘的病人卻是要禁止使用的。

目前的研究都顯示，在慢性阻塞型肺病（COPD）或即使是只有輕微氣喘的病人，同時伴隨有心臟的問題，乙型交感神經阻斷劑對降低心臟病死亡率的好處，仍不及其造成支氣管痙攣發作的風險。因此，乙型交感神經阻斷劑的禁忌症為嚴重慢性阻塞型肺病（COPD）的病人，和即使已規則使用乙型交感神經促進劑治療中的中重度氣喘病人。如果真的非得要使用，也應該以低劑量開始，審慎評估好處與壞處的平衡性，且使用具心臟選擇性的乙型交感神經阻斷劑。

此外，我們比較容易忽略的，是乙型交感神經阻斷劑的局部用藥——用作開放性青光眼第一線治療的眼滴劑：Timolol。如果氣喘病患在治療青光眼時，可能需要特別醫眼科醫師注意，改用別種眼藥劑。

3.血管收縮素轉化抑制劑（ACEI）

所有的ACEI都已知會有引發咳嗽的副作用。容易引起乾咳是最常見的副作用，可以在剛開始使用此藥物，或是停藥數月後發生。一旦發生，停藥是最適當的治療，咳嗽通常在停藥後數天內緩解。

4.阿斯匹林誘發呼吸道疾病（AERD）

有高達28％的成年氣喘病人，使用阿斯匹林和其他非類固醇抗炎劑會引起氣喘惡化，但氣喘的兒童較少有這種情形。

服用阿斯匹林激發試驗來確定阿斯匹林引起的氣喘是危險的方法，應改用較安全的lysine阿斯匹林吸入激發測試。

這種病的過程和它的臨床症狀相當特殊，多數病人在30～40歲之間才首次出現症狀。典型的病患會先呈現有間歇性大量鼻涕的嚴重血管運動型鼻炎（vasomotor rhinitis）的特徵，幾個月後，才會出現慢性鼻腔充血。理學檢查常發現合併有鼻息肉。接著會出現氣喘及對阿斯匹林的不耐受性。

在服下阿斯匹林一個小時內，急性氣喘發作，常同時有流鼻涕，結膜炎和頭頸部潮紅等症狀。這些類似過敏的反應是非常危險的，而且有時只要單一劑量的阿斯匹林或其他類似的抗環狀氧化酵素（anti-cycloxygenase）等藥物，都會引起劇烈的支氣管痙攣、休克、意識喪失和呼吸停止，需特別當心。

Q28 哪些工作容易導致氣喘的發作？

許多病患之前已有過敏疾病個人史或家族史，會使他容易發生職業性氣喘。但是，許多沒有病史的患者如果暴露在誘發物下也可能發生職業性氣喘。

　　一位28歲男性來問診，他的症狀有間歇性的打噴嚏、流鼻水、以及呼吸短促，大約10年的時間。病人本身在18歲前並無特殊疾病或過敏史。約四年前起，開始會有間歇性的打噴嚏，流鼻水，鼻子癢的情況發生；而大約是兩年前開始，會有發生間歇性的呼吸急促，胸悶，甚至呼吸不到空氣的情形。上述症狀雖不需要藥物即可自行緩解，但是發作的頻率與嚴重程度皆逐漸增加，呼吸不到空氣的情形會在運動或喝酒後誘發。

　　此外，通常症狀發生在白天，且不會發生在假日，一起工作的同事也有些人有相同的情形。由於症狀多發生在白天，且似乎與工作環境有關，我進一步的詢問病人的職業，發現他是一位麵包師傅，工作已有10年的時間；也就是在開始工作之前，並無明顯的上述症狀的發生。

　　我也幫他做了過敏原的測試檢查，他對台灣地區常見的過敏原皆無陽性反應，但卻在對小麥的檢查項目中呈現陽性反應，在臨床上病人的確定診斷為對小麥粉過敏造成

之職業性氣喘，又稱為麵包師氣喘。

小心！職業性氣喘

　　職業性氣喘一般被定義為因工作而吸入氣體煙塵或其它潛在性有害物質造成的肺部疾病。在職業性氣喘患者，氣喘症狀也許會出現在先前健康的人身上，或早已康復的兒童氣喘由於工作上接觸有害氣體而復發，或者已存在的氣喘由於工作上 接觸有害氣體而加重。

　　氣喘症狀包括喘鳴、呼吸急促、胸口悶痛、運動困難和長期咳嗽。其它的症狀可能包括流鼻水、鼻塞和眼睛刺激感。起因是過敏性或非過敏性皆有可能，症狀可能在患者遠離誘發物質後仍然持續一段時間。常見的狀況是，症狀在星期一到五工作時惡化，在週末改善但回到工作崗位時又復發。較少見的是，在工作時暴露在高濃度的煙塵裡導致氣喘突然發作。

　　許多病患之前已有過敏疾病個人史或家族史，會使他容易發生職業性氣喘。但是，許多沒有個人史或家族史的患者如果暴露在誘發物下也可能發生職業性氣喘。抽菸的人風險更為提高。暴露於誘發物在多久時間後出現氣喘因人而異，時間長短從幾個月到幾年都有可能。偶然的暴露導致氣喘症狀發作在24小時之內也有可能。

　　這類型氣喘一般出現在長期暴露於與工作相關的過敏物質之後（即幾個月或幾年後）。這是因為身體的免疫系統需要時間對工作環境的特定物質產生過敏抗體或其它免疫反應。

例如，洗衣粉工廠的工人可能對細菌Bacillus Subtilis的酵素發生過敏反應；食品加工廠的工人可能產生對豌豆、咖啡豆和木瓜的過敏和職業性氣喘。過敏性職業性氣喘也可能發生在工人反覆暴露於空氣中的塑膠、橡膠或樹脂小分子。獸醫、漁夫和動物實驗室的人員可能發生對動物蛋白質的過敏反應；醫療工作者可能對吸入乳膠手套粉末或其他藥粉過敏。或者使用在農業用途的殺蟲劑，可能導致乙醯膽鹼累積而造成農夫的支氣管肌肉攣縮。

工作與氣喘的兩難

一旦造成職業性氣喘的原因被確認，應該減少暴露量。例如：患者應該改派其他工作。雇主可以考慮雇用人員前先測試肺功能。然後工作一段時間後再追蹤肺功能以確定雇員未發生氣喘。工作區域應該監測導致氣喘的誘發物濃度，使暴露量保持在最低的標準內。

以上是理想狀況，但如果工作環境無法得到改善，職業性氣喘患者應該向過敏氣喘專科醫師求診進行評估。在某些患者，預先以預防藥物來改善工作場所誘發物的作用可能有效。

重點筆記

許多職業性氣喘患者是因工作上暴露於誘發物引起，卻被誤診為支氣管炎。如果職業性氣喘不及早診斷，保護患者遠離工作場所的誘發物，可能會發生不可逆的肺部病變，甚至在沒有暴露誘發物時卻持續有氣喘症狀，而且嚴重影響生活品質。

而對於情況嚴重的病患，必須完全避免誘發物，那時可能
必須重新考慮轉換工作環境，畢竟健康才是最重要的。

導致職業性氣喘的常見物質

丙烯酸鹽Acrylate	黏著劑處理者
胺類Amines	蟲膠Shellac和亮光漆處理者、美容師
酐Anhydrides	使用塑膠、環氧樹脂
動物性蛋白質	接觸動物者獸醫、農夫
穀類麩質	麵包師傅、磨坊工人
氯胺Chloramine-T	管理員、清潔工
各類藥品	藥師、醫療保健工作者
染料	紡織品工人
酵素	清潔劑工人、藥師、麵包師傅
助熔劑Fluxes	電子作業員
甲醛Formaldehyde，戊二醛glutaraldehyde	醫院職員
膠	地毯製作、製藥工作者
異氰酸鹽Isocyanates	噴畫畫家及絕緣體業塑膠業、泡沫和膠業工人
乳膠	醫療保健工作者
金屬	焊接工人、精煉製造業及印刷業工人
過硫酸鹽Persulfate	美髮師
海鮮	海鮮處理業者
木屑	森林工作者、木匠、伐木工、傢俱工人、建築工人
殺蟲劑、肥料	農夫、麵粉製造業
麵粉	麵包師傅

Q²⁹ 氣喘患者旅行應注意什麼？

國外旅行前，可經由台灣氣喘衛教學會的醫師轉介系統及專線，或經由網站，可搜尋目的地當地的過敏科醫師姓名及聯絡方式。

旅行是生活中美好的記憶，我們的生活中少不了旅行的調劑，但氣喘患者在旅行前要考慮的事項，不僅是考量旅遊的地點、預算、假期的安排，還需注意預防氣喘病的發作，充份的準備將保護你在適應環境的改變可能帶來的衝擊。

搭乘交通工具時注意事項

1.搭乘汽車公共汽車或火車時

乘坐汽車，公共汽車或火車時，可能的刺激物或過敏原包括塵蟎，車內黴菌花粉及其它物質。常見的過敏原如塵蟎及黴菌可能隱藏在地毯、車內裝潢及通風系統的汽車。在開始漫長的車程之前，嘗試打開空調或暖器並且打開窗戶至少10分鐘，然後才進入車內。這將有助於消除塵蟎或黴菌。

室外過敏原，如花粉和黴菌，也是潛在的危害，尤其

是在車上窗戶打開的時候，但如果你被診斷患有花粉或黴菌過敏，這時卻要關閉窗戶，並開啟空調。

香菸煙霧或戶外空氣污染將惡化過敏和氣喘症狀，為了避免接觸過量空氣污染物，可以選在清晨或深夜搭乘汽車，此時空氣品質會比較好而且可避開繁忙的交通，如果你須使用噴霧吸入藥物作為氣喘的治療，可攜帶吸入輔助器或是隨身式的氣霧機，而這種隨身式的氣霧機可連接電源或是有電池可更換。

2.搭飛機長途旅行時

飛機上的空氣品質將會深深的影響過敏或氣喘患者，而所有國內航班都是禁菸，但是很多國際航班都沒有禁菸，如果搭乘飛機出國旅遊時，在訂位時盡可能遠離吸菸區。

如果有嚴重氣喘，而且偶爾也需要補充氧氣，在正常的飛航高度約3萬5千英呎時，可能覺得需要更多的氧氣，如果你認為可能需要氧氣，在飛行前必須與航空公司協商並安排氧氣的事先準備及供給，沒有人可以拒絕旅行途中需要補充氧氣的要求，不過，記得這必須提前安排。

如果你有食物過敏，應格外小心航空公司所提供的食物，飛機上可能沒有人可以告訴你食品的具體成分，切記攜帶自我注射式腎上腺素，如果你在飛行時有嚴重的反應可以隨時使用。

有鼻竇炎或中耳炎的患者，航空旅行可能造成很大的痛苦，建議延後旅行，直到症狀改善。

如果時常在飛行時有嚴重的耳朵或鼻竇疼痛，建議在

起飛前一小時可服用短效口服藥物或使用鼻噴劑，在飛行中，飲用飲料，時常吞嚥口水和嚼口香糖可能有助於減少疼痛。

飛機裡的空氣很乾燥，使用食鹽水噴鼻劑每隔1小時把鼻膜濕潤，這將有助於在飛行過程中更為舒適。

3.搭船舶旅行時

當預訂遊輪時，務必先詢問船上是否有相關醫護背景的醫務人員並且能提供適當的醫療照顧，同樣的，如果你有食物過敏，切記攜帶注射式腎上腺素以備任何可能產生嚴重的過敏反應的可能。

皮膚有濕疹現象的人，接觸到水和陽光可能會加劇濕疹的症狀，必須準備藥膏或是潤膚霜以保護肌膚。

請記住，你的旅行目的地可能因氣候及季節而有特殊過敏原或誘發氣喘因子存在，例如在熱帶潮濕的氣候下，你可能會大量接觸過敏原如塵蟎，空氣中黴菌和特殊的花粉，在陰冷潮濕的氣候，你可能會接觸到更多的家塵蟎、室內黴菌。在寒冷乾燥的環境中的冷空氣也可能是一個誘發氣喘因子。

在外住宿時

許多旅客會住宿在旅館，但是房間的地毯、床墊和家具往往含有大量的塵蟎和黴菌，可能惡化皮膚過敏和氣喘症狀，刺激性油煙或清潔產品，也可能會產生問題。

在預訂旅館房間，可詢問是否有防過敏的房間，如果對黴菌過敏，就要求日照充足，乾燥的房間，遠離附近室

內泳池。另外，如果你有對任何動物過敏，打聽飯店的寵物政策並要求該房間是不許寵物入住的，對塵蟎過敏的人可能要自己攜帶防蟎套。

如果住在森林或海灘附近的平房或船艙，必須確保住處完全清洗乾淨，並要求整理房務的人，事先做過空氣濾淨的處置，這樣做可以減少塵蟎和黴菌的濃度。

拜訪家人和朋友

室內環境特別是在假日，可能是過敏症狀產生的高危險時節，聖誕裝飾品上的塵蟎；聖誕樹潮濕的葉子以及用來燃燒的原木都可能佈滿黴菌，帶有強烈氣味的蠟燭、芬香氣味和空氣芳香劑都可能引發過敏或氣喘症狀，空調也可能吹起積累已久的塵蟎和黴菌等。

動物過敏原可以是寵物的皮屑，唾液或尿液，即使寵物已飼養在戶外或是移出室內，仍需要幾個月才可能不再引起症狀，所以最好避免留在有養寵物的家人或朋友的家中以免引發你的過敏症狀。

對食物過敏的人，遇到假日豐盛的餐點必須要小心吃，任何可能含有食物過敏原的食物如花生、堅果、雞蛋、牛奶、小麥或蚌殼海鮮都要小心避免。

旅程中的新經驗

露營是非常好玩的活動，但也可能增加接觸戶外的花粉的機會，也有可能遇到會螫人的昆蟲像蜜蜂、黃蜂，因

此應採取適當的防範措施，例如：患有花粉過敏症的人應避免在高花粉季節露營，備妥適當的藥物，並攜帶注射式腎上腺素治療昆蟲螫傷可能引起的反應。（要是有嚴重昆蟲過敏反應必須立刻緊急腎上腺注射）

當你正在參加一個較為劇烈的運動時，必須確保當在活動時是否感到舒適，並能監測自己的呼吸，舉例來說，當登山時，患有氣喘的人，應特別小心考慮在超過1500公尺高時現有的氧氣會減少。氣喘患者也應小心，當滑雪或從事其他在天氣寒冷下活動的運動時，可能因為冷空氣誘發氣喘發作。

潛水是一項相當危險的活動，特別是對氣喘病患，患有氣喘病人潛水時不可太深，在沙灘上，患有濕疹的人或身上擦有對日光敏感的藥膏的病人應避免日曬。

別讓旅行掃興，先做好預防工作

當一個有過敏或氣喘疾病的人想要去旅行，我會提供以下的建議：

1.如果有正在發作的過敏症狀或不穩定的氣喘，在出遊前須進行身體檢查。

2.打包好所有必備藥物，並且收在皮包或隨身攜帶行李，絕不能弄丟皮包或隨身攜帶行李，以免發生大型行李延誤拿不到藥物的情形，並把藥物儲存在原來的容器，列出如何取得藥物和如何開藥，另外，如果坐飛機到了國外，也必須讓海關人員看到藥物的原包裝容器以幫助他們易於辨識藥物。

3.隨身攜帶尖峰呼氣流速計、氣喘控制計劃和一份平常控制過敏或氣喘疾病的醫師的電話號碼，同時手邊有緊急藥品，包括抗組織胺、支氣管擴張劑、注射式腎上腺素、備用的類固醇。

4.如果出國，記得必要時攜帶吸入輔助器或是手提式氣霧機，檢查當地的電流和整流器的插頭。

5.如果要跨越若干時區，會出現時差，要確保藥物劑量的時間表仍將不變

6.如果旅行很長時間並且正在作減敏療法，仍然要繼續減敏療法，但重要的是要繼續這一治療之前，應遵守下列準則：必須在醫師的監督下進行注射，並且至少要有醫師在身邊超過至少30分鐘，要備有注射式腎上腺素，如果可能的話，最好是在所有行程之前能夠達到減敏療法藥物劑量的維持劑量，如果你隨身攜帶過敏原萃取物必須詳加標示在護照姓名旁，並且確保它們一直有被冷凍著。

7.國外旅行前，可經由台灣氣喘衛教學會的醫師轉介系統及專線，或經由網站，可搜尋目的地當地的過敏科醫師姓名及聯絡方式。

8.保旅行醫療保險。

患有氣喘和過敏症的人必須隨時提防潛在危險，並採取適當的防範措施可確保一個愉快的旅行，一路平安！

Q³⁰ 鼻炎會讓氣喘更嚴重？

有急性或慢性鼻竇炎的時候，通常也會引發氣喘的發作，持續性鼻竇炎經常是頑固性氣喘的原因之一。

鼻炎與氣喘

一般而言，鼻部和鼻竇的疾病一定會加重氣喘的症狀。當氣喘病人合併有過敏性鼻炎時，其氣喘症狀會更明顯。有些單純鼻炎的人，也會在鼻炎較厲害時，出現些氣喘症狀。這兩種病人在鼻子使用局部類固醇後，會同時改善鼻炎和氣喘的症狀。針對病人同時具有兩種疾病的時候，不能只針對氣喘治療而忽略兩者間交互影響。

鼻竇炎經常是上呼吸道感染、過敏性鼻炎、鼻息肉等促成鼻竇開口阻塞而衍生的化膿性發炎，病人有急性或慢性鼻竇炎的時候，通常也會引發氣喘的發作，持續性鼻竇炎經常是頑固性氣喘的原因之一。

因此，當懷疑有鼻竇炎時，應進一步確定診斷給予有效的治療。確定診斷需要鼻竇X-光檢查或電腦斷層檢查，而有效的抗生素治療需要維持3-4週，其他局部類固醇或消腫劑也多少有幫助。

鼻息肉病人若合併有氣喘和鼻炎，常是具有阿斯匹林

敏感的病人。這類病人一般是年紀較大（>40歲）的女性，而且過敏原皮膚試驗呈陰性反應。兒童病人合併鼻息肉則要考慮囊性纖維化症（cystic fibrosis）或纖毛不動症候群（immotile cilia syndrome）病人。當藥物治療無效，病人有嚴重鼻塞的情況，則可考慮手術切除以暢通氣道。

Q 31 感冒會導致氣喘？

流感季節來臨時，建議施打流行性感冒疫苗可避免
或減少因感染流行性感冒而使氣喘惡化。

感冒與氣喘

呼吸道感染（包括感冒）經常會引發氣喘病發作。一
般而言，病毒感染最容易加重氣喘的發作，披衣菌（chla-
mydia）和黴漿菌（mycoplasma）有時也會，但是一般細菌感
染則較無關係。其中以呼吸道融合病毒（RSV）、流行性
感冒病毒、副流行性感冒病毒、鼻病毒等感染最常加重氣
喘症狀。

病毒感染會引發氣喘和增加支氣管反應性的機轉很
多，包括呼吸道上皮細胞的損傷，病毒特異性IgE抗體的
生成，以及發炎物質的增加和過敏延遲性反應的增加等原
因。針對這個道理，治療病毒感染所誘發的氣喘就必須使
用短效支氣管擴張劑來減輕症狀，並且要早些給與口服類
固醇或增加吸入性類固醇以因應。

由於氣喘症狀在感染後經常延續數週，所以抗過敏性
發炎治療也經常要持續數週，以確保其療效和減少日後的
復發。當流行性感冒的季節來臨時，建議施打流行性感冒
疫苗可避免或減少因感染流行性感冒而使氣喘惡化。

Q³²胃食道逆流會影響氣喘？

氣喘病人罹患胃食道逆流的機率也比一般人高，臨床上胃酸食道逆流、鼻涕倒流，鼻竇疾病都與氣喘有關連。

胃食道逆流與氣喘

氣喘病患如果在吃完飯後，有胃灼熱感且又容易氣喘發作時，那麼你的氣喘發作可能就與胃食道逆流有關。

氣喘病人罹患胃食道逆流的機率也比一般人高，臨床上胃酸食道逆流、鼻涕倒流，鼻竇疾病都與氣喘有關連。

胃食道逆流與氣喘症狀加劇可能有關，一般是發生在晚上。這種情形發生在氣喘病患的可能性是一般人的三倍，而大部分病患有裂孔型疝氣（hiatal hernia），甚至茶鹼的使用也會因為放鬆食道下而使症狀加劇。

胃食道逆流的病人應該少量多餐，避免在正餐之間進食，特別是就寢時間，避免油膩的食物、酒精、巧克力、咖啡、茶鹼，以及避免使用口服乙二型交感神經興奮劑。

另外，服用質子幫浦抑制劑、H-2拮抗劑（如Losec, Zantac等），或在睡覺時抬高床頭10-15公分，都有幫助。只有那些食道炎用醫藥控制無效的病人，才可考慮以手術治療。

Q33 阿斯匹林會引發氣喘？

有時只要單一劑量的阿斯匹林或其他類似的抗環狀氧化酵素等藥物，都會引起休克反應。

阿斯匹林可能引發致命危機

有高達28％的成年氣喘病人，使用阿斯匹林和其他非類固醇抗炎劑會引起氣喘惡化，但氣喘的兒童較少有這種情形。

有時醫師想確認病人是否對阿斯匹林引起的氣喘，而讓病人服用阿斯匹林激發試驗，這是很危險的方法，因為一點點阿斯匹林就可能讓病人死亡，後果非常嚴重。

這種病的過程和它的臨床症狀相當特殊，多數病人在30～40歲之間才首次出現症狀。病患會先呈現有間歇性大量鼻涕的嚴重血管運動型鼻炎（vasomotor rhinitis）的特徵，幾個月後，才會出現慢性鼻腔充血。理學檢查常發現合併有鼻息肉，接著會出現氣喘及對阿斯匹林的不耐受性。

這種氣喘通常會拖延許久，對阿斯匹林不耐受性的表現是：在服下阿斯匹林一個小時內，急性氣喘發作，常同時有流鼻涕，結膜炎和頭頸部潮紅等症狀。這些類似過敏的反應是非常危險的，而且有時只要單一劑量的阿斯匹林或其他類似的抗環狀氧化酵素（anti-cycloxygenase）等藥物，

都會引起劇烈的支氣管痙攣、休克、意識喪失和呼吸停止。

　　只要病人曾發生過阿斯匹林或非類固醇抗炎劑（即所謂NSAID類藥）的不耐受性，一般會一輩子都具敏感性，所以具阿斯匹林引發氣喘症狀的病人，應避免服用阿斯匹林及所有相關藥品，以及其他抑制環狀氧化酵素和Hydrocortisone hemisuccinate的止痛劑。

　　對於那些對非類固醇抗炎劑過敏的氣喘病人，卻需要服用此類藥物時，可在專科醫師的照顧下，可依減敏步驟來使用這些藥物。

Q³⁴ 氣喘為什麼會導致死亡？

氣喘為什麼會導致死亡？

預防全身型過敏反應的再復發最重要的是要正確的找出引起全身型過敏反應的原因，同時教導病人如何避免。

全身型過敏反應與氣喘

氣喘最可怕的是，會讓人產生全身過敏反應，它是一種具有致命性可能的危險因素，它可以以類似嚴重氣喘發作來表現，並且會同時使嚴重氣喘複雜化。早期發現此狀態是治療全身型過敏反應最有效地治療方法。

當給予病人任何的藥物或生物製劑時（尤其是注射型製劑），都需要考慮到發生全身型過敏反應的可能性。曾被文獻報告常見會引起全身型過敏反應的例子包括給予在減敏治療時的過敏原粹取物，食物耐受不良（堅果、魚類、蚌殼海鮮、蛋類、牛奶等），由鳥類組織培育出的疫苗，昆蟲叮咬，乳膠過敏，藥物（Beta-lactam類抗生素、阿斯匹林和非類固醇抗發炎藥、血管收縮素轉換酶抑制劑）和運動。

全身型過敏反應的臨床症狀包括臉部潮紅，全身搔癢，蕁麻疹和血管性水腫；上呼吸道和下呼吸道的病徵像是喘鳴、呼吸困難、嘯聲（Stridor）和窒息；頭暈和昏厥

147

有或無伴隨著低血壓；和腸胃的症狀像是噁心、嘔吐、腹瀉、劇烈腹痛等。運動引發的全身型過敏反應常常與藥物或食物過敏有關，是一種獨特的物理性過敏反應，應和運動誘發型氣喘有所區分。

呼吸道的全身型過敏反應主要表現為急性的氣喘發作，但是嚴重型氣喘發作時所使用的急救藥物乙二型交感興奮劑療效並不好。所以如果此次氣喘發作與全身型過敏反應可能有相關，我們必須選用腎上腺素為最佳的支氣管擴張藥物來加以治療。

迅速治療全身型過敏反應是非常重要的，其治療方法包括氧氣的使用，肌肉注射腎上腺素，靜脈注射型抗組織胺，靜脈注射型類固醇，維持氣道的通暢和適當的靜脈輸液。

預防全身型過敏反應的再復發最重要的是要正確的找出引起全身型過敏反應的原因，同時教導病人如何避免，並且還要教導病人於緊急時能夠自我注射腎上腺素。

Q³⁵ 氣喘控制好不好，該如何評估？

氣喘病人需要具有正確知識的醫護人員給予規則的追蹤和指導以達成良好的療效。

以控制為導向的氣喘階梯式治療

「我確定是氣喘病患了？接下來的治療是不是很漫長？是不是一直都要吃藥？」

很多人都害怕氣喘的治療，害怕使用類固醇，而中斷治療的計劃，或另尋偏方，這都是在門診中常見的情況，但卻也是使氣喘治療失敗或導致氣喘更為嚴重的主要原因。

慢性的氣喘病人需要建立長期的藥物治療計劃，這套氣喘病的藥物治療計劃需要包括兩個部分：

1.一套階梯式的藥物治療方案。

2.一套依據病人的氣喘嚴重度和病人對藥物治療後氣喘病情控制程度而制定的分階治療計劃。

以此依據個人的氣喘狀況，將藥物的使用量調到最少，減少讓患者擔心的副作用，才算是做到最好的控制。

Part 3
破解氣喘的致命危機

149

以控制為導向的氣喘階梯式治療方案

氣喘控制程度		治療方針
控制良好	**降低**	維持並降至最低可繼續控制良好之治療步驟
部分控制		考慮升階治療以達到完全控制
控制不佳	**增加**	升階治療，直到氣喘完全控制
惡化		以治療氣喘的方法治療

← 降低　　治療步驟　　**增加 →**

第1階	第2階	第3階	第4階	第5階
氣喘衛教　　　環境控制				
有症狀時使用速效乙二型交感神經興奮劑	有症狀時使用速效乙二型交感神經興奮劑			
控制型藥物選擇	選擇一項治療	選擇一項治療	加上一項治療或一項以上的治療	第4階用藥加上一項或一項以上的治療
	低劑量吸入型類固醇	低劑量吸入型類固醇＋吸入型速效乙二型交感神經興奮劑（合併型藥物）	中或高劑量吸入型類固醇＋吸入型速效乙二型交感神經興奮劑（合併型藥物）	口服類固醇（最低劑量）
	白三烯受體拮抗劑	中或高劑量吸入型類固醇	白三烯受體拮抗劑	抗過敏免疫球蛋白IgE抗體
		低劑量吸入型類固醇＋白三烯受體拮抗劑	緩解型茶鹼	
		低劑量吸入型類固醇＋緩解型茶鹼		

評估氣喘控制程度

　　氣喘治療的目的是希望大多數的病人能達到並維持臨床症狀的控制。藉由評估目前氣喘控制程度選擇最適合的治療藥物，再藉由定期評估與監視來升階或降階治療方式，希望能以最低階的治療、最低劑量的藥物，來達到最大的控制效果與最大的安全性。

氣喘控制程度			
特徵	控制良好 (每一項皆符合)	部分控制 (任一星期中發生下列任一項)	控制不佳
日間症狀	無 (每星期二次或以下)	每星期大於二次	任一星期中發生左列部分控制欄中五項的任三項
活動受限程度	無	有	
夜間症狀／睡眠中斷	無	有	
急救藥物使用	無 (每星期二次或以下)	每星期大於二次	
肺功能 (PEF or FEV1)	正常	小於預測值或個人最佳值的80%	
急性發作	無	每年一次或以上	*任一星期中發生一次

＊ 表示這個星期控制不佳

氣喘良好控制的定義是：

- 沒有白天症狀（每星期兩次或以下）
- 每日活動的沒有受限（包括運動時）
- 沒有夜間的症狀或因氣喘而睡眠中斷
- 沒有需要急救藥物的使用（每星期兩次或以下）
- 正常或幾乎正常的肺功能
- 沒有氣喘的急性發作

當以上任一項不符合時，即屬於部分控制；當有三項以上的結果不符合，或在一星期內有一次以上氣喘急性發作即屬於控制不佳。

困難治療的氣喘

雖然大多數的氣喘患者能達到控制目標，有些患者即使以最佳的治療仍無法達到良好控制。患者使用了第四階的治療（緩解藥物加上二個以上的控制藥物）仍不能達到可接受的控制程度，就可稱為困難治療的氣喘。

這些患者可能有較差的類固醇反應的體質，吸入型類固醇的劑量需要比規則使用且容易控制的患者來得高。

但是，當前沒有任何證據支持持續使用高劑量吸入型類固醇超過6個月以上可達到更好的控制。相反的，劑量應該在維持最高的控制程度之下而降階調整。

由於只有極少數的患者對類固醇有完全地抗藥性，所以類固醇仍是困難治療氣喘的主要療法，對於此類病人我們應該重新考慮其它診斷的可能性和全面性的治療方案選擇，包括：

1.確認氣喘診斷

特別是有無慢性阻塞性肺病必須被排除。聲帶功能不良也必須考慮。

2.評估治療的順從性

病患不正確或不足夠的藥物使用仍是控制失敗最常見的原因。

3.評估現在或過去有無抽菸，並鼓勵戒菸

有抽菸病史的患者將較少可能達到氣喘的完全控制，這部分可歸因於長久的氣道阻塞。另外，仍在抽菸的患者，吸入或口服類固醇的療效會減少。對所有抽菸的氣喘患者應建議和提供戒菸的治療。

4.調查可能加重氣喘的疾病

包括慢性鼻竇炎、胃食道逆流、肥胖和阻塞型睡眠呼吸中止的症狀，在治療困難的氣喘患者當中佔有很高的百分比。心理和精神疾病應該也要考慮。如果發現上述這些疾病，應該加以治療，但是治療這些疾病不一定能改善氣喘控制。

當我們已經考慮這些反應不好的原因，並且已經排除其可能性後，我們必須考量氣喘治療所伴隨的費用和潛在的副作用，所以會跟氣喘患者討論，妥協接受一個較低的控制程度，以免患者繼續進行徒勞無功的治療。

控制氣喘目標是使患者的日間症狀、日常生活的妨礙、氣喘發作和緊急醫療的使用都最少，以儘可能達到最好的臨床控制程度。

對於困難治療的氣喘患者，相對頻繁的使用急救藥物

與持續存在一定程度的慢性肺功能障礙是可以接受的。

雖然較低的控制程度可能增加氣喘發作的風險、活動程度減低和增加白天症狀。但是在這樣的患者身上，應儘量使用最低階但是能達到與較高劑量治療類似的好處即可。

困難治療的氣喘病人的降階治療必須緩慢且謹慎，不宜短於3到6個月一次，因高劑量治療的效果會持續數月之久，使得藥量減少太快的評估會有些不準確。

規則的追蹤照護

氣喘病人需要具有正確知識的醫護人員給予規則的追蹤和指導以達成良好的療效。當病人氣喘病控制良好，其規則追蹤的事項有：

・每1至6個月必須回診，討論個別的合適照護方式。

・回診時醫護人員要監測其病症記錄和尖峰呼氣流速值（PEF）記錄（只適用於可以進行肺功能的病童）。

・指導其正確用藥方式和劑量調整，尤其是持續型氣喘患者要規律使用吸入型類固醇。

・指導其正確的環境控制：在台灣地區以防蟎，以及家人的戒菸為主。

擺脫惱人的過敏性鼻炎

由於鼻子過敏的症狀跟感冒很像，所以很多人以為是感冒，看了醫生、吃了藥之後，卻反反覆覆難以痊癒，好像一年到頭都在感冒一樣，其實追根究底就是「過敏」的關係。

Q³⁶

哈啾打不停，鼻子過敏怎麼辦？

流鼻涕、鼻塞、鼻子癢、打噴嚏，這些過敏性的症狀，常令患者注意力不能集中，影響到工作或功課上的表現。

怎麼一直打噴嚏？

「哈啾！哈啾！」只要一早起床，氣溫有變化，有鼻子過敏的人，就開始狂打噴嚏。

「鼻子過敏」其實就是過敏性鼻炎。罹患過敏性鼻炎有三大症狀：連續性打噴嚏、流鼻水及鼻塞，鼻子、眼睛、喉嚨常有搔癢感，因此罹患有過敏性鼻炎的人常常喜歡揉眼睛、揉鼻子以及清喉嚨。

由於鼻子過敏的症狀跟感冒很像，所以很多人以為是感冒，看了醫生、吃了藥之後，卻反反覆覆難以痊癒，好像一年到頭都在感冒一樣，其實追根究底就是「過敏」的關係。

驚人！五成的學齡兒童有過敏性鼻炎！

過敏性鼻炎的臨床定義為，有遺傳性過敏體質病人的

鼻黏膜在接觸到其所遺傳到會產生致敏化的過敏原後，由免疫球蛋白E（IgE）媒介產生的發炎反應所引起的一系列的鼻部症狀。

人類的呼吸系統可大分為上呼吸道和下呼吸道兩部分，兩者以喉頭為界。鼻腔屬於上呼吸道，為人類氣道的一個重要的出入口及守門者。它可藉由加溫、加溼、及過濾吸入空氣中的有害或可致敏的過敏原顆粒，而達到保護周邊氣道細微結構的作用。但也就是因為這項作用，使得鼻子成為遺傳性過敏性體質最容易受到傷害、累積過敏性發炎反應，並且造成過敏性臨床症狀表現的器官組織。

根據民國83年台大小兒科謝貴雄教授調查大台北地區的十萬名國小學童其中約有33％的小學生患有過敏性鼻炎。民國91年與民國96年調查大台北地區與台北市國小學童過敏性鼻炎罹病率更是已經增加到將近50％（民國91年為47.8％；民國96年為49.39％）。

在台灣，引起兒童過敏病常見的吸入性過敏原有塵蟎、蟑螂、狗皮屑、貓皮屑、黴菌和花粉等。至於食物性過敏原則很少引起單純性過敏性鼻炎。在這些過敏原中尤其是以家塵中的塵蟎為最重要的元凶。

過敏性鼻炎的臨床症狀

過敏性鼻炎的臨床症狀主要為流鼻涕、鼻塞、鼻子癢、打噴涕，這些症狀可自行或經治療後消失。有些病人說話有鼻音，眼睛、喉頭、耳道癢，甚至頭暈、頭脹感。患者往往因此而注意力不能集中，影響工作或功課上的表

現。

有鼻過敏的患者，會有以下的特徵：

1.鼻樑橫紋：常揉鼻子的病患，在其鼻樑根部可看到一道道的橫紋。

2.黑眼圈：患者的下眼袋也會比較黑，這是因為鼻腔內的慢性發炎，導致血液、淋巴液回流不良而造成的。

3.丹尼氏線（Danial lines）：同時在下眼瞼可看到數條由眼角內部向外散開的紋路，是由患者常喜歡揉眼睛所引起的。

4.朝天鼻：因為常以以手掌往上搓鼻子摺。

5.以嘴巴呼吸。

6.鼻黏膜腫脹：呈白色黏液或水樣，若有繼發性細菌感染時，可呈現紅色併有黃或綠色膿液。

讓人困擾的是，過敏性鼻炎常會合併其他併發症，例如：反覆性鼻竇炎、腺樣體肥大、歐氏管功能不良、反覆性中耳炎、嗅覺失靈、睡眠障礙及因長期以嘴巴呼吸所引起的各種併發症（包括牙齒咬合不良）。

你是哪一種過敏性鼻炎

以前過敏性鼻炎的分類是根據接觸過敏原的時間，將過敏性鼻炎區分為「季節性」、「經年性」、和「職業性」，但這種分法並不令人十分滿意。因有時與花粉有關的季節性過敏性鼻炎，其臨床症狀確是經年存在的。反之，對塵蟎過敏的經年性過敏性鼻炎有時卻會呈現無症狀時期。

最新的過敏性鼻炎分類法則是結合過敏性鼻炎的症狀及對生活品質的影響來根據病程，將過敏性鼻炎分為「間歇型」（以花粉過敏為代表）和「持續型」（以塵蟎過敏為代表）兩類。

　　再根據過敏性鼻炎病情的嚴重度，即症狀及對生活品質的影響，進一步將過敏性鼻炎又分為「輕度」、「中、重度」。根據這種最新的分類方法，我們可將過敏性鼻炎分為「輕度間歇型」、「中／重度間歇型」、「輕度持續型」、和「中／重度持續型」等四類。

　　目前在台灣地區的過敏性鼻炎病人大多對塵蟎過敏，且當他們尋求過敏免疫學專科醫師的治療時，皆已經產生令人困擾的症狀，所以根據過敏性鼻炎治療的ARIA準則，其疾病嚴重度的分類都屬於中／重度持續型過敏性鼻炎。

過敏性鼻炎的分類	
間歇型	持續型
症狀發生天數： 一週少於4天或病程少於4週	症狀發生天數： 一週大於4天和病程大於4週
輕度	中／重度（有下列一項或多項）
睡眠正常 日常活動、運動和休閒娛樂正常 工作和學習正常 無令人困擾的症狀	不能正常睡眠 日常活動、運動和休閒娛樂受影響 不能正常工作或學習 有令人困擾的症狀

過敏性鼻炎的診斷

過敏性鼻炎的診斷，主要是根據典型的過敏症狀與病史及家族史；特殊的理學檢查發現以及輔助性診斷性檢查包括：

1. 立即型過敏反應的皮膚試驗
2. 血清過敏原特異性IgE測定
3. 過敏原鼻腔激發試驗
4. 影像學檢查

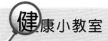
健康小教室

過敏性鼻炎的合併症

過敏性鼻炎的發炎反應並不是只侷限在鼻腔，多種合併症與過敏性鼻炎有關，若能沒有早期正確的治療，可能會有產生下列合併症，不可忽視：

1. 氣喘
2. 鼻竇炎和結膜炎
3. 過敏性鼻炎、鼻息肉和中耳
4. 牙齒咬合不正
5. 注意力不集中與過動
6. 睡眠障礙等

過敏性鼻炎的最新處置建議

隨著對過敏性疾病發病機轉的了解，我們對過敏性鼻炎的治療原則是對其根本的原因加以治療。也就是說對過敏性鼻炎的治療，針對其鼻黏膜炎症反應的抗發炎療法會比針對臨床症狀治療還重要。

過敏性鼻炎的治療原則包括：

1.過敏性鼻炎衛教

2.避免接觸過敏原

3.藥物治療

4.特異性免疫治療

5.極少數病人須要的外科手術

在避免接觸過敏原方面最新2010年九月發表的ARIA過敏性鼻炎診療指引內建議分為：

1.預防過敏

不管有沒有過敏家族史，所有嬰兒至少餵食母乳三個月；懷孕或哺乳婦女不須食用低過敏原食物；兒童與懷孕婦女完全避免環境中二手菸；嬰兒與學齡前兒童徹底且完全的居家環境塵蟎過敏原防治措施；嬰兒與學齡前兒童居家不須避免接觸寵物。

2.全面防治塵蟎過敏原

過敏性鼻炎病人必須做好居家環境過敏原與空氣污染防治，包括：徹底且完全的居家環境塵蟎過敏原防治措施；對黴菌過敏病人居家避免接觸黴菌過敏原；對寵物過敏病人須避免接觸貓狗有毛寵物過敏原或是大幅減少貓狗有毛寵物過敏原濃度；居家避免接觸空氣污染物，尤其是

香菸尼古丁。

因此面對已產生遺傳性過敏病（包括過敏性鼻炎）的病人，找出病人所遺傳到會過敏的過敏原將其避免掉，以防止發炎反應繼續累積，乃是我們目前所知最有效的抗過敏發炎治療。所以，找出病人過敏的過敏原，包括：塵蟎、蟑螂、貓狗有毛的寵物、黴菌、及花粉等，並加以適當地避免之是最重要的處置。

3.藥物治療

至於已經累積在病人身體內的過敏性發炎反應，則須由過敏免疫學專科醫師適當使用抗過敏發炎藥物，使其體內過敏性發炎反應大幅降低，病人才有機會不再受到遺傳性過敏病的困擾。

因為在過敏性鼻炎的藥物治療方面隨著對過敏性疾病發病機轉的了解，我們對過敏性鼻炎的治療原則是對其根本的原因加以治療。

也就是說，對過敏性鼻炎的治療，針對其鼻黏膜炎症反應的抗發炎療法會比針對臨床症狀治療還重要。

不過，鼻內類固醇的選擇，主要須選用全身生體獲得率較低的第三代與第四代類固醇為主。正確噴鼻式類固醇使用方法是非常重要的，噴鼻式類固醇的使用方向須由鼻腔口朝向同側耳朵上方噴霧。

尤其要確記噴嘴須要於鼻腔口不可深入鼻腔，且須向外噴向鼻甲黏膜。

由於噴鼻式類固醇所噴出的粒子大小是遠大於吸入式類固醇所噴出的粒子大小，故理論上連大氣道（包括氣管）

皆無法進入，故不可用來同時治療氣喘病。

　　肌肉注射類固醇可能產生全身性副作用，而鼻內注射類固醇可能產生嚴重副作用，故通常不推薦使用。

　　至於其他療法（如傳統療法、中藥治療、針灸等）目前尚缺乏科學的臨床證據，故不作任何推薦。

Q37 過敏性鼻炎和一般鼻炎有何不同？

兩者的症狀看起來很像，但過敏性鼻炎的症狀有時來得快，去得也快。

過敏性鼻炎和一般鼻炎的分別

「鼻子好癢、噴嚏又打個不停？我是不是過敏性鼻炎？」

鼻炎通常就是指鼻子發炎的狀態，一般分為兩種：一種是因病菌感染所引起「感染性」的鼻子發炎，如一般上呼吸道的病毒感染、感冒、或細菌感染引起的鼻竇炎等。另一種是「非感染性」的鼻子發炎，是由於患者自身與環境的不協調所引發的，過敏性鼻炎就是其中之一。

過敏性鼻炎就是鼻腔黏膜受到某些物質刺激產生的過敏反應，表現出鼻病為主的病變，與急性鼻炎發作時，一樣都有打噴嚏、鼻塞、流清水涕的症狀，所不同的是過敏性鼻炎在打噴嚏時，所產生的鼻子癢或鼻子酸的感覺，是呈現陣發性、發作迅速、病程較短、消退也快，可以暫時痊癒，有的發病過程僅幾分鐘。

而急性鼻炎的病程較長，而且不可能迅速痊癒，加上

鼻塞嚴重而持續，因為鼻黏膜充血較為嚴重，頭痛的症狀也較明顯，所以要區分並不難。

過敏性鼻炎和一般鼻炎的不同				
區別	鼻涕辯別	病因	症狀	併發症
急性鼻炎	大量水漾分泌物	濾過性病毒，及其他鼻病存在，受涼、疲勞、空氣不潔、氣候驟降	急性發作期會輕度發燒，攝氏38度以下，鼻塞、打噴嚏、鼻水多、頭部脹痛、流淚	感冒、咽喉痛、扁桃腺發炎、四肢酸痛、關節痛
慢性鼻炎	流鼻水、鼻涕為白色粘稠	感染、內分泌失調、情緒緊張、焦慮、維生素缺乏	間歇性、交替性鼻塞	鼻涕倒流、咳嗽、氣喘、易感冒、頭暈、鼻竇炎、長青春痘
過敏性鼻炎	大量清水涕，白色	遺傳、灰塵、塵螨、花粉、溫度變化、化學品	突然性及陣發性鼻子癢、打噴嚏、鼻塞、痙攣性噴嚏（一連打數個或十個以上）打不停	結膜炎、異位性皮膚炎、氣喘、黑眼圈、咳嗽

Q³⁸ 過敏性鼻炎可以根治？

過敏放著不去治療，只會越來越嚴重。

偏方治鼻子過敏有效？

基本上，「鼻子過敏」是難以根治的，坊間的民間偏方訴求可以完全根治，這是錯誤的觀念。也有人以為既無法根治，乾脆不管它，反正也只是小鼻塞跟打噴嚏而已，這種觀念也是錯誤的。

由於鼻子過敏所引起的症狀，打噴嚏、流鼻水、鼻塞跟感冒幾乎相同，常被人以感冒為由而輕忽，但如果一整年三不五時會反覆流鼻水、鼻塞，但不發燒，胃口精神不受影響，有時每天只有一段時間有此症狀，打好幾個噴嚏、緊接著流鼻水，其他時間都好好的，但會拖好幾個月，這種狀況就很可能是過敏。

而過敏放著不去治療，只會越來越嚴重，甚至會引起各式各樣的合併症，包括1.氣喘；2.鼻竇炎和結膜炎；3.過敏性鼻炎、鼻息肉和中耳炎；4.牙齒咬合不正；5.注意力不集中與過動；6.睡眠障礙等。

了解鼻腔噴霧用藥

鼻腔局部使用的噴霧式類固醇製劑，是目前針對持續型過敏性鼻炎病童的最有效治療選擇。

目前在台灣地區的過敏性鼻炎病人大多對塵蟎過敏，都屬於中/重度持續型過敏性鼻炎，根據過敏性鼻炎ARIA治療準則對於中/重度持續型過敏性鼻炎病人治療的首選藥物為噴霧式鼻內類固醇製劑，尤其是新一代的類固醇製劑包括Fluticasone（第三代，即Flixotide）和Mometasone（第四代，即Nasonex）。

根據世界衛生組織曾宣佈適當使用此新一代的類固醇即使對孩童最細微的生長發育也不會有不良的影響，因為新一代的噴霧式鼻內類固醇製劑的局部抗發炎作用增加，系統清除率加速，經肝臟的第一次通過代謝率近乎完全，生體獲得率大幅降低，使得適當使用類固醇的病人，很少產生不當使用類固醇所造成的任何全身性或局部性的副作用。

對於極少數已正確地改善了環境避免過敏原及刺激物（尤其是塵蟎過敏的防治），並接受了適當的藥物治療，但過敏症狀仍持續嚴重症狀的病人，可以考慮「減敏療法」（請詳見169頁）。

過敏性鼻炎噴鼻藥的使用方法

◎時間：一天兩次（早、晚使用）

◎劑量：每次一回

◎所需物品：1.棉花棒 2.生理食鹽水 3.噴鼻藥 4.衛生紙

◎清潔鼻子的方法：

    1.取棉花棒沾生理食鹽水，濕潤鼻內黏膜

    2.等1~2分鐘鼻涕較軟化

    3.取乾的棉花棒，將鼻內部可以看得見的鼻涕清洗乾淨

◎噴鼻藥的方法：

    1.將鼻噴藥搖一搖，打開瓶蓋

    2.噴鼻藥瓶口向上直立拿，藥瓶噴頭放在鼻孔內0.5公分的地方

    3.請小朋友先暫停呼吸，稍微向外側鼻翼，立即將藥瓶噴頭向下壓，即完成一次的用藥（新的藥第一次使用，須多壓幾次藥才會噴出）。

    4.藥水如果流下來請用衛生紙擦拭即可。

Q³⁹ 該不該使用減敏療法？

減敏治療即是藉由長期規則性的皮下過敏原注射，使病童體內產生免疫反應的改變，藉以減低其對過敏原的敏感度。

什麼是減敏治療？

「醫師，聽說減敏療法蠻有效的？我的孩子能不能使用減敏療法？」

所謂的「減敏治療」即是藉由長期規則性的皮下過敏原注射，使過敏患者體內產生免疫反應的改變，藉以減低其對過敏原（如塵蟎）的敏感度，而達到改善體質的目的。因此，在使用藥物治療鼻過敏後，卻沒有明顯改善症狀，此時「減敏療法」或許可以派上用場。

但是它是一種花時間、花精神，需要有耐性的治療方法，所以不是每個人都適合。目前使用減敏療法的病人以鼻子過敏和氣喘過敏的患者為主。

一般要適用「減敏療法」，我們會考量患者的情況：

1.可以找到明確的過敏原。

2.即使已適當的使用藥物或者加上努力做環境控制，患者症狀仍無法改善。

3.過敏原無所不在、無法完全避免，尤其是吸入性過

敏原，例如：塵蟎、花粉和黴菌等。

減敏療法可能產生的副作用

有局部反應和全身性反應：

1.局部反應

是相當常見的，在過敏原注射處出現紅腫。這現象可能在注射時立刻發生，或注射後幾個小時發生。

2.全身性反應

較少見。全身性反應通常是溫和的而且對藥物反應快速。症狀可能是增加的過敏症狀譬如打噴嚏、鼻塞或蕁麻疹。更少見的是 ，發生全身型過敏反應（anaphylaxis），可能出現在減敏療法注射後。全身型過敏反應的症狀可能有喉嚨腫脹，喘鳴或胸悶、噁心、頭暈或其它症狀。

全身性反應需要立即治療。大部分嚴重的全身性反應會出現在注射後三十分鐘內，這就是為什麼會建議你在注射後要在門診待三十分鐘。過敏氣喘專科醫師會監測施行減敏療法時可能的副作用，必要時進行緊急處置。

減敏療法需長期進行

減敏治療的過程就是這樣，一開始先以最低濃度的過敏原（塵蟎）打入皮下，讓身體適應，產生抗體。之後每星期注射濃度增加一點點，讓身體逐漸適應，製造出足量的抗體。但每次注入之後，都要觀察病人的局部反應，如果引起全身性反應，就應減量。

以此方式，一般在六至八個月之間可以達到病人所能忍受之最大量，超過此量就極可能會引起反應。然後漸漸改為每兩星期注射一次，時間再更久或者症狀穩定的話，可以再延長為每個月打一次，如此持續約二至三年，若效果不錯，可持續施打下去。

如果減敏療法是成功的，維持階段的治療一般繼續3到5年，決定停止減敏療法的時機應該是在治療三到五年後再與你的過敏氣喘專科醫師討論。有些人在停止減敏療法後過敏症狀就漸漸消失了，有些人則會復發，所以，停止減敏療法的時機是因人而異的，應根據個人體質「量身訂作」。

健康小教室

減敏療法的注射注意事項

1.整個注射過程需由過敏專科醫師執行。

2.跟醫師詢問施打的量是否比上次增加，反應如何？

3.注射之後，必須在診間待15分鐘以上才可離開；若曾經引起全身反應，則必須至少觀察30分鐘。

4.如果有發燒或病毒感冒，或氣喘發作時，應先停止施打。

5.診間必須備急救的藥品和設備，預防病人可能發生全身反應。

6.施打完後應避免立即劇烈運動，以避免過敏原自施打處的快速吸收。

當注射濃度提高到比環境中的塵蟎還高時，你身體裡面的抗體就足以抵擋這些塵蟎，而不再時時為了塵蟎的存在，反反覆覆的發作。

減敏療法有效嗎？

　　在台灣的研究顯示，大概四分之三以上病童接受減敏治療後，其氣喘病況大有進步。相對於未接受減敏治療病童只有三分之一有明顯進步的結果，減敏治療的確有明顯之療效。整體而言，治療時間越長，維持劑量越高，效果越佳，停止治療後復發之機會也越少。因此對於療效不錯的病人，我們甚至會建議在症狀減輕或消失後仍持續治療三年或以上。

　　什麼時候會產生療效？<u>一般進行「減敏療法」治療之後的四~六個月之後，若能嚴格的配合環境的控制，加上專科醫師指示的配合事項、用藥，效果會更明顯。</u>

　　減敏療法的失敗可能和以下原因有關：

- 注射的過敏原劑量不適當
- 還有其它過敏原沒被確認出
- 環境中的過敏原濃度太高
- 大量暴露在誘發因子中（如：香菸、空氣污染物與塑化劑等）

　　如果減敏療法在進入維持階段後一年過敏症狀仍然沒有改善，就應該找出可能造成失敗的原因，如果找不出任何干擾減敏療法的原因，可能要考慮停止減敏療法尋求其它治療方法。

減敏療法是過敏患者的另一個選擇，小孩與大人都能做，只是大人的體質已經固定，改善的效果不大，但適不適合做，還是必須由專業的過敏科醫師評估個人的狀況而定。

重點筆記
　　減敏療法的治療過程中，可能會發生不良反應，包括局部的過敏，甚至全身過敏，而造成休克，雖然出現機率很低，但每次治療時，仍不能掉以輕心。

Q⁴⁰ 有必要使用洗鼻器嗎？

適當的使用洗鼻器，的確可以清潔鼻腔，緩解鼻塞、流鼻水等症狀。

「鼻子好癢，整天一直在打噴嚏……」

「總覺得鼻子不通，呼吸不順暢，頭也跟著痛了起來…，有什麼改善的方法嗎？…」

「聽說用洗鼻器可以讓鼻腔通暢、舒服一點？」

過敏性鼻炎的人，總是被這些惱人的症狀所困擾，想要減輕鼻過敏所來的不舒服症狀，我建議適當使用洗鼻器，它可以輔助治療各式的鼻炎，緩解感冒鼻塞、流鼻水的症狀，或在鼻腔給藥前的清洗。除此之外，還可以滋潤鼻腔、喉部，或日常生活中保健鼻腔用。

洗鼻器怎麼用

次數：一天2次（早、晚使用）。

一、淨鼻器（內已有洗鼻液）使用方法

物品：洗鼻器、衛生紙、臉盆或洗手台。（洗鼻器可以在藥房購買）

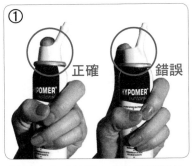

請垂直向下按壓，安全噴頭請勿傾斜。
＊按壓手勢視個人力道及習慣而定。

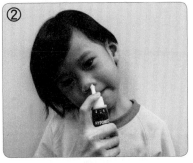

將頭部向另一邊傾斜，輕輕將鼻噴頭放入上側鼻腔，施以短促的壓力於噴壓處。

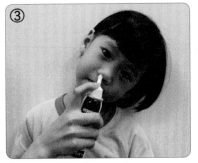

重複上述步驟清潔另一鼻腔。

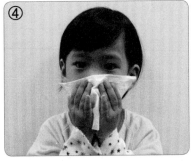

將頭部直立，讓鼻涕流出，再擤鼻子或以紙巾擦拭。

二、鼻沖洗液的使用方法

沖洗流程

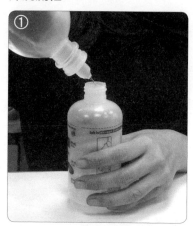

準備24~30℃的食鹽水,倒入洗鼻瓶中。

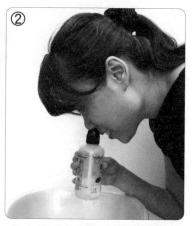

在水槽前,身體適度向前彎並將頭向下。緩慢擠壓洗鼻瓶約120ml,使水進入鼻腔,清洗時保持張嘴呼吸。(切勿憋氣,亦可發出「啊~~~」長音)。剩餘二分之一的溶液,換另一側的鼻腔重複以上的動作。

＊注意事項

1.溶液從另一側鼻孔及口腔流出,儘量勿將沖洗液吞下。
2.建議每天早晚各做一次,儘量避免在出門前或睡前一小時內進行洗鼻,請遵從醫師的指示。若是小孩要洗鼻,家長先示範一次引導孩子做鼻腔沖洗。
3.洗鼻瓶建議每90天更換一次。

鼻灌洗器的清潔與消毒

1.清洗:每次使用過後皆使用洗碗精清洗瓶蓋、管件和瓶身,最後將泡沫徹底沖洗乾淨,放在紙巾上或晾乾架上晾乾。
2.消毒:將器具上多餘的水分甩乾,將瓶身、瓶蓋和管件以微波爐低功率的方式加熱1.5分鐘。

三、氣水式洗鼻機使用方法

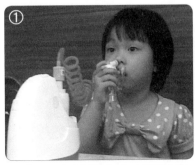

微仰頭，噴頭抵住氣孔，手指按壓洩壓孔以噴射氣水珠。

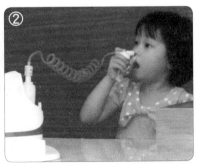

噴洗時請維持正常呼吸（鼻子吸氣，嘴巴吐氣）。

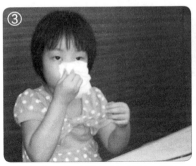

清洗時可隨時搭配擤鼻涕，增加洗鼻清潔效果。

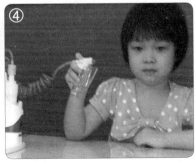

洗完後空噴數秒，防止噴頭因生理食鹽水結晶阻塞。

Q41
過敏性鼻炎會引起哪些併發症？

頭痛、咳嗽、氣喘、焦慮、失眠、鼻竇炎……等，都可能是過敏性鼻炎引起的併發症。

急、慢性的鼻竇炎

所謂鼻竇炎就是炎症過程侵犯到鼻竇的位置，鼻竇炎是鼻竇發炎，鼻竇是指位於眼睛和鼻咽腔附近的顏面骨中之空腔，充滿著空氣且與鼻腔相通。

會導致鼻竇炎發生的原因很多，最常見的是感冒，因為感冒引起鼻粘膜腫脹，而阻塞了鼻竇的開口，使得鼻竇缺氧，影響了鼻竇粘膜及纖毛的功能，造成分泌物的聚積，感染鼻竇炎。

還有任何發炎、過敏、感染、腫脹造成鼻竇的開口阻塞就有可能會造成鼻竇炎。每當感染、過敏、香菸、灰塵或過敏原刺激鼻腔，引起鼻粘膜腫脹及鼻竇的開口阻塞，造成分泌物的滯留且細菌會在鼻竇黏液中生長繁殖，引發鼻竇發炎及感染。

鼻竇炎的症狀：

・鼻塞、流鼻涕、呼吸困難、嗅覺功能變差、頭痛、嗅覺不靈及感冒超過一個星期等症狀

・黃色或綠色的鼻涕，有時伴有血絲，常出現鼻涕倒流

（流入喉嚨），造成咳嗽
- 常有鼻子惡臭或口臭
- 鼻痛，前額和眼睛周圍疼痛或是有壓迫感
- 若是急性鼻竇炎則會有發燒、倦怠、畏寒、嚴重頭痛

過敏性結膜炎

　　眼睛極癢無比，眼部也有灼熱感，眼皮和結膜都紅腫起來，甚至會有水樣的分泌物。這可能就是得了「過敏性結膜炎」。

　　過敏性結膜炎的發作原因就是過敏體質的人，春夏交替時，空氣中灰塵會增多，植物的花粉與落葉等過敏原會隨著風四處飛散，刺激眼睛釋放出組織胺，引發過敏發炎反應由於眼睛長期暴露在外，過敏反應會更加明顯。秋冬季節則以黴菌孢子為主要引發原因。

　　要預防過敏性結膜炎主要避免接觸過敏原，在台灣的小朋友大都原本就是過敏體質再加上天氣不穩定，空氣不好，塵蟎易茲生，所以過敏的小朋友常是眼睛癢，鼻子也癢，好了一陣子又復發。

　　在治療時，醫師會使用抗組織胺眼藥水或肥大細胞安定劑來舒緩過敏症狀；症狀較為嚴重者，再施予類固醇藥物治療。眼睛癢時可採局部冷敷或冰敷方式，舒緩眼睛腫脹、發癢的不適感。

　　想要預防過敏性結膜炎的不二法門就是遠離過敏原，經常換洗床單，最好使用防蟎的寢具，儘量不要有絨毛玩具，家中的空氣清淨機也要常開，減少室內的灰塵、棉絮

的過敏原，大致上可以得到不錯的控制。

氣喘更惡化

很多病患都認為鼻炎是小毛病，所以都沒經過正規治療，直到發展為氣喘，這才著急趕快來就診。為什麼過敏性鼻炎和氣喘會有關係呢？這是因為鼻粘膜和氣道粘膜相連，鼻粘膜炎症如不及時控制，很容易發展到氣道，使得氣道粘膜受到損害，造成氣道炎症，從而引起咳嗽、氣喘等哮喘症狀。

一般而言，過敏性鼻炎可能比氣喘先發生，或同時發生，蠻高比例的患者同時有這兩種疾病。在氣喘患者中78％合併有過敏性鼻炎，而過敏性鼻炎患者中則38％合併有氣喘，就算沒有氣喘症狀的過敏性鼻炎患者，也常常有非特異性的支氣管過度反應。

氣喘發作時，可聽見喘鳴聲，伴有咳嗽、胸悶、呼吸急促等症狀，對生命是威脅甚大的疾病。而且氣喘的發作，可能在嬰幼兒、兒童或大人身上等不同年齡層身上。

這是因為鼻腔和支氣管內所形成「同一氣道、同一疾病」的連續性過敏性發炎反應，乃是由肥胖細胞、嗜伊紅性白血球、T淋巴細胞和其它細胞，以及它們所釋放的細胞激素和介質相互作用而形成。所以對此兩種過敏性疾病的最新治療原則即是強調環境中過敏原與誘發因子的避免，配合上抗過敏性發炎藥物的規則使用，而非單純地症狀。

目前可用來同時治療過敏性鼻炎與氣喘病的藥物，包

括類固醇、咽達永樂、可抑制黏附分子的抗組織胺（如Ce-tirizine）、抗膽鹼激導性劑（如Ipratropium bromide）、茶鹼、和白三烯調節劑（如Singulair）等。適當地使用局部皮質類固醇則是目前抗過敏性發炎的最佳藥物治療方式。

治療過敏性鼻炎，也會減輕氣喘的症狀；相反的，過敏性鼻炎若沒有加以適當地處置，則氣喘症狀通常亦無法獲得穩定地改善，兩者一定要合併治療才行。

造成中耳積水或中耳炎

過敏、感冒是引起中耳積水和中耳炎最主要的原因，當過敏性的鼻分泌物帶有細菌被吸入或逆流進入中耳，過敏性鼻炎的患者當在搓揉鼻子時、鼻咽部的分泌物均可吸入中耳內，造成中耳積水或發炎。

中耳炎的症狀是耳朵痛、發燒、全身不適，而嬰幼兒有時不會表達，會哭鬧不停，或拉扯耳朵。

中耳積水也是一種中耳炎，其發病過程較為慢性、隱約而較不易被察覺。亦好發於學齡前小孩，但表現不像急性中耳炎那麼快速或疼痛。它通常不會耳痛，只是隱約的感覺孩子的聽力不太好，如要叫他幾次他才有反應或是看電視時音量要比較大聲才聽得見。它是造成兒童聽障的最主要原因。

在治療方面，會給予抗生素，但要注意是否還有中耳積水，一定要治療到積水消除為止。千萬不要因為症狀沒了，就以為是好了，而不繼續追蹤治療，這很容易造成復發。只要接受適當足夠的治療，可完全康復，不會影響以

後的聽力。

頭暈、頭痛

頭暈和頭痛與過敏性鼻炎有關係？沒錯！因為鼻病造成壓力或嚴重鼻塞、鼻竇開口阻塞，而吸不到空氣，氧氣無法進入鼻竇，無法進入腦部，使血液中含氧量不足，產生疲倦、頭暈感，這些都會造成病人的困擾。

記憶力不集中、焦慮、失眠

鼻子若呼吸功能不佳，就會靠嘴巴呼吸，原本不是呼吸的器官，臨時要進行呼吸的作用，無法把充足的氧氣帶給大腦，造成大腦的氧氣不夠，思考力日益減退，而且記憶力、判斷力和集中力都大幅滑落，心裡時常有焦躁不安的情緒，再加上呼吸不順暢，夜裡經常睡不好，或時常醒來，人一旦缺乏足量的睡眠，當然會覺得身心俱疲。

尤其對正在學習的考生來說，過敏性鼻炎是最大的致命傷，所以還是趕快找專科醫師進行治療與控制。

改善異位性皮膚炎&蕁麻疹

為什麼會造成異位性皮膚炎和蕁麻疹的發作？下列因素的交互作用都可能有關：基因遺傳、環境因素、免疫異常、皮膚障壁層失能。環境因素包括：微生物、過敏原、天氣溫度濕度變化、化學刺激物以及精神壓力等等。

Q42 哇！好癢！我得了異位性皮膚炎？

奇癢無比是異位性皮膚炎必備的一個症狀，有此症狀的孩童，常會猛抓皮膚，造成生活上極大的困擾。

讓皮膚搔癢難耐的過敏體質

「好癢，都快抓破皮了！」病患A君的手部皮膚起了紅疹，他說這奇癢無比的感覺，已經快讓人捉狂了。

長疹子可能是皮膚性的疾病，但如果一直反覆發作，而且又是過敏性鼻炎、氣喘的患者，那可能就是異位性皮膚炎發作了。

當遺傳性過敏病發生於皮膚時，我們稱為「異位性皮膚炎」，在台灣患有異位性皮膚炎的患者不少，以零到五歲的學童來說，盛行率高達二成以上，因為它有奇癢無比的症狀，一發作起來就讓人受不了，因此困擾了不少的過敏兒與家長。

異位性皮膚炎是異位性體質進行過程中最早表現出來的臨床過敏疾病。病人要累積表現出異位性皮膚炎的臨床疾病，通常病人須同時具備有過敏器官組織（如皮膚）相關的基因缺陷與異常過敏免疫反應的相關基因缺陷，再加上環境因素（包括過敏原、金黃色葡萄球菌、搔抓、皮膚受傷及環境

過敏免疫關鍵50問

184

刺激物）的影響同時作用才會產生。

其致病機轉主要為有遺傳感受性體質的過敏性病人因為同時遺傳到皮膚障壁層功能失調，在出生後不久受到環境的因子作用，先造成非血清免疫球蛋白E媒介的皮膚發炎反應，造成皮膚層的通透性增加後，再接觸自己所遺傳到會造成病人過敏性皮膚炎症反應的過敏原後，才會產生免疫球蛋白E媒介的皮膚發炎反應，也就是所謂的異位性皮膚炎。

目前有學者認為有些病人是先經由皮膚局部致敏化後，再形成全身性器官組織的過敏免疫反應。而異位性皮膚炎的臨床表現則是非常癢的皮膚紅疹。

至於為什麼會造成異位性皮膚炎的發作？下列因素的交互作用都可能有關：基因遺傳、環境因素、免疫異常、皮膚障壁層失能。環境因素包括：微生物（尤其是金黃色葡萄球菌可同時成為超級抗原）、過敏原、天氣溫度濕度變化、化學刺激物以及精神壓力等等。

異位性皮膚炎和過敏性氣喘、過敏性鼻炎、過敏性結膜炎等，它的致病機轉是一致的，所以80%的病人也會發展出氣喘或過敏性鼻炎。

異位性皮膚炎的診斷

異位性皮膚炎的臨床症狀

1.皮膚奇癢無比。

2.皮膚炎症的典型形態與分布隨年齡不同而有所不同。

a.成年人的關節彎曲處皮膚苔蘚化。

　　b.嬰幼兒與孩童的臉部與身體伸側的皮膚侵犯。

3.慢性或慢性覆發性皮膚炎。

4.有異位性體質的個人或家族史（包括過敏性氣喘、過敏性鼻炎、和異位性皮膚炎）。

次要的臨床表徵

1. 皮膚乾燥。

2. 牛皮癬／手掌紋路過密／皮膚角質化突起。

3. 陽性立即型皮膚試驗反應。

4. 血清中免疫球蛋白E（IgE）上揚。

5. 發作年齡較早。

6. 容易發生皮膚感染（尤其是金黃色葡萄球菌和單純性皰疹）／損害細胞性免疫。

7. 容易發生非特異性手部或足部皮膚炎。

8. 乳頭濕疹。

9. 口角炎。

10. 反覆性結膜炎。

11. Dennie-Morgan眼瞼下皺紋。

12. 錐狀角膜。

13. 前方莢膜下白內障。

14. 眼眶變黑。

15. 臉部蒼白／臉部紅疹。

16. 白色糠疹。

17. 流汗時癢感。

18. 對羊毛與脂質溶媒不耐受性。

19. 濾泡周圍的突出。

20. 食物過敏。

21. 受環境／情緒因素影響的病程。

22. 白色的皮膚劃紋現象／延遲性皮膚蒼白現象。

　　確定異位性皮膚炎的診斷要符合三項以上的主要與次要的臨床表徵，即表示有異位性皮膚炎的過敏體質。

Q43

改變飲食，可以改善異位性皮膚炎？

對於過敏病的防治必須從懷孕期就開始，才能給新生兒加成的保護。

及時治療有痊癒的機會

「徐醫師，小兒現在已經一歲十一個月，早在出生滿四個月時經醫生診斷確定為異位性皮膚炎；上月經抽血檢驗出該過敏原為牛奶蛋白，醫生建議停止牛奶攝取改由豆奶配方奶粉代替，他本來的主食是牛奶、米飯，請問這樣病情可否減輕？」

異位性皮膚炎為異位性體質在皮膚上的一種表現。其致病機轉主要為有遺傳感受性體質的過敏性病人於出生後不久受到環境的因子作用，造成病人皮膚之過敏性炎症反應。異位性皮膚炎多於出生後兩個月開始出現，而異位性皮膚炎較常見於五歲內的孩童，其發生率在台灣地區約為百分之五。異位性皮膚炎、過敏性氣喘、過敏性鼻炎、和過敏性結膜炎等如前文所述其致病機轉是一致的。

由於異位性體質乃是一種遺傳性的過敏發炎體質，而所有遺傳性體質皆須受到環境因素的不良作用才會造成發病。

過敏免疫關鍵50問

目前我們已經了解兒童過敏病的發病與否，不但可以於懷孕的第二產期（即第四個月）及新生兒出生後的六個月內，事先加以預防以減少過敏兒的產生。

即使是對於已產生過敏症狀的兒童而言，藉由儘快改善會使其生病的過敏環境，並早期適當使用抗過敏性發炎的藥物（尤其是吸入性類固醇），則其過敏病亦將有治癒的可能。

應該從懷孕媽媽就開始預防

其實，我一直強調，對於過敏病的防治必須要有從懷孕期就開始的新觀念。首先我們必須教導已有兩個以上過敏病患的高過敏家庭中的懷孕婦女，能從懷孕的第二產期（即第四個月）就開始避免接觸家族內過敏的過敏原（必須經由過敏免疫學專科醫師加以證實）。

準媽媽千萬不要再攝取家族中已被證實會造成過敏的食物，以及減少塵蟎、貓狗等有毛動物、香菸的接觸。則對其新生兒未來的各種過敏性疾病的發生率才有加成的保護作用。

並且在其新生兒出生後易造成過敏體質發病的前六個月，執行下列的建議事項，目前醫學界證實一定可以明顯地降低過敏病發作的機會和嚴重度。

1.餵食母乳時，母親應禁食其家族中已被證實會造成過敏的食物（較常見者為乳製品、蛋、魚、豆奶或花生）。

2.當不能餵食母奶時，須使用水解蛋白嬰兒奶粉餵食。

3.小孩至六個月大，即可再添加副食品。

4.減少塵蟎、貓狗等有毛動物、香菸的接觸。

重點筆記

　　確定診斷個人對那一種食物會引起真正的過敏反應才加以避免的觀念是十分重要的，否則盲目的禁食一、二十種以上曾經引起別人過敏的食物，不但不切實際，有時甚至會造成病人營養需要上的問題。

　　一旦過敏病人被鑑定出對某種食物有真正的過敏反應時，其最佳的處理方式乃為在過敏免疫學專科醫師指導及監視下避免進食一段時間後，再嘗試使用食物激發試驗以決定是否可以重新食用之。

Q⁴⁴ 如何預防與治療異位性皮膚炎？

除了在急性發作用藥治療之外，希望患者在日常生活中，找出過敏原與環境刺激因子，而且一定要做好防範的工作。

愈抓愈癢！小心細菌感染

異位性皮膚炎的特徵是皮膚異常的癢，病人一定會去搔抓，搔抓引起皮膚進一步受傷，神經敏感，發炎反應更加重，造成越抓越癢，越癢越想抓，如此一再的惡性循環，使得皮膚慢性增殖變厚變硬，顏色也變深，整個皮膚表面看起來粗粗的一條一條而形成「苔癬化」。

每次我都會提醒病人，一定要非常小心的是，異位性皮膚炎本身的過度強勢的過敏免疫發炎反應，會抑制正常人體免疫反應，再加上過度的搔抓會使得皮膚產生傷口，所以異位性皮膚炎病人很容易受到金黃色葡萄球菌、黴菌及病毒的感染，而金黃色葡萄球菌感染及其超級抗原作用，更會造成異位性皮膚炎病人反覆皮膚急性及更大範圍的全面性惡化，進一步搔抓造成更嚴重的身體破壞。

因此如何減少病人因為皮膚癢搔抓，皮膚進一步受傷的惡性循環是治療異位性皮膚炎的最重要原則。

在治療異位性皮膚炎患者時的處理原則主要歸納為下

Part 5
改善異位性皮膚炎＆蕁麻疹

191

列四大項：

    1.找出過敏原與刺激因子並加以避免。

    2.皮膚保養與保溼。

    3.局部治療。

    4.全身性治療。

避免過敏原與刺激因子

除了在急性發作用藥治療之外，我會希望患者在日常生活中，找出過敏原與環境刺激因子，而且一定要做好防範的工作：

1.找出過敏原

在居家生活中，對塵蟎過敏的防治務必做到。食物方面，除非真的有很明顯的一吃某種東西，短時間內皮膚就惡化的病史，或是醫師檢查確定某種食物過敏，才需限制飲食，但辛辣、油膩的刺激性食物較容易引起皮膚的癢感，應少吃為宜。

2.剪短指甲或睡前戴綿質手套

穿著寬鬆透氣、吸汗效果佳的棉質衣物，避免粗糙或毛料的衣褲。如果可以的話，盡可能在流汗後隨時更換。

3.避免於高溫潮濕的環境下運動或工作

運動完流汗後立刻用清水沖澡將汗水洗掉，之後再換上乾淨清爽的衣服。

4.居住環境應保持空氣流通，避免悶熱

可以用冷氣空調來降低室內溫度，但溫度的設定，以病人感覺舒適為原則。

注意！異位性皮膚炎的皮膚保養與保溼

異位性皮膚炎的主要缺陷為皮膚障壁層失能，因而會造成病人皮膚障壁層自然保濕因子缺乏或減少、皮膚神經醯胺減少與酯質改變，皮膚表皮角化細胞黏著力減少以及穿透皮膚的水份喪失增加。

因此，對異位性皮膚炎病人的皮膚保養最主要的處置為補充並修補病人因為先天遺傳或後天環境因素、過敏發炎造成皮膚障壁層失能，所缺乏的成份，以使病人皮膚逐漸恢復正常，同時可以減少病人穿透皮膚的水份喪失，達到皮膚保溼的目的。

目前建議輕至中度異位性皮膚炎病人洗澡時以沖澡為原則洗澡時使用含有不刺激性表面張力素、自然保濕因子、濕潤劑，皮膚酯質，神經醯胺1型和3型，皮膚障壁層修復因子等成份的皮膚清洗劑。

異位性皮膚炎病人須趁洗澡後3分鐘內，皮膚表面上的水份還沒有乾之前使用含有自然保濕因子、濕潤劑，皮膚酯質，神經醯胺1型和3型，皮膚障壁層修復因子等成份的皮膚保濕霜或乳液製品。在台灣高溫高濕的環境下，儘量避免油性製劑的使用。

異位性皮膚炎患者每個人體質不盡相同、症狀也不一，當然沒有制式性的照護公式，如果異位性皮膚炎患者的皮膚真的很乾燥，即使使用刺激性低的皮膚清洗劑、潤膚霜或乳液製品來保濕，皮膚滋潤度仍然不足，尚可採用泡澡十至十五分鐘方式，並且滴入幾的沐浴油。沐浴油適

合較乾冷的冬季，以期達到更加強的皮膚保濕，阻止水份從皮膚上過度喪失的目的。

若病人屬重度全身型異位性皮膚炎合併嚴重搔癢，另可給予紗布濕敷或穿著Tubifast（雙層）的濕敷療法。

異位性皮膚炎的局部和全身性治療

異位性皮膚炎的局部治療，包括塗抹類固醇製劑或非類固醇製劑，如易立妥（pimecrolimus）及普特皮（tacrolimus）藥膏。尚可使用焦油製劑以及照光治療，但是臨床上較少使用這種方式。

由於異位性皮膚炎有多種病因與臨床症狀，因此治療的方式會多管齊下，可以依照醫師指示適當使用口服抗組織胺以減少皮膚搔抓。較為嚴重的異位性皮膚炎病人，必要時可使用短期逐漸減量的口服類固醇製劑。

若異位性皮膚炎病人合併感染時有時須同時使用以下藥劑：

1.抗生素：以降低金黃色葡萄球菌感染，及其超級抗原作用造成異位性皮膚炎病人反覆皮膚惡化。

2.抗病毒劑：以對抗單純性胞疹病毒感染。

3.抗黴菌劑：以對抗念珠菌或黴菌感染。

對於病況極嚴重的極少數頑固性病人，目前有人嘗試投與免疫抑制或調節製劑（包括靜脈注射免疫球蛋白等）。

另外，通常異位性皮膚炎的患者膚質較為乾燥，只是乾燥的程度不一，而疾病發作時皮膚會更乾燥。乾燥的原因是患者的皮膚缺乏某些脂質，使得皮膚無法形成有效的

屏障，水分容易蒸發，而且防止外界的感染物質或是細菌進入的功效也會降低。

通常，病情輕微者，就醫治療後，七到十天就可痊癒；中度病情者，三個禮拜約可痊癒90％；皮膚已經發生硬且厚皮狀態的嚴重患者則須與醫師配合三到六個月。

異位性皮膚炎為何愈來愈嚴重

「醫生，我小孩的異位性皮膚炎會好嗎？還是愈來愈嚴重呢？」在門診裡常有家長問我這個問題。其實答案是不確定的，因為決定異位性皮膚炎病人預後的危險因子包括：

1.孩童期即呈現嚴重皮膚炎。

2.有異位性皮膚炎的家族史。

3.合併有氣喘病和/或過敏性鼻炎。

4.女生。

5.異位性皮膚炎發作於一歲以前。

異位性皮膚炎為遺傳性過敏疾病，有的病人遺傳到輕度的異位性皮膚炎體質，有的病人會遺傳到重度的異位性皮膚炎體質，有的人則完全沒有遺傳到異位性皮膚炎體質。

對於遺傳到輕度的異位性皮膚炎體質的病人，如果沒有與過敏免疫學專科醫師完全配合的學會好好把自己保護起來，不要讓皮膚受到反覆不可逆的傷害，則其病情也有可能會轉變為重度異位性皮膚炎，以致以後沒有辦法完全好起來，其異位性皮膚炎的症狀將會持續存在。

相反的，若一遺傳到重度的異位性皮膚炎體質的病人願意與過敏免疫學專科醫師完全配合的學會好好把自己保護起來，不要讓皮膚受到反覆不可逆的傷害，則其病情也有可能會轉變為輕度異位性皮膚炎，以後將有機會完全好起來，不再受異位性皮膚炎症狀的困擾。

由於目前已知對於因異位性遺傳體質而造成的各種過敏性疾病（包括過敏性氣喘、過敏性鼻炎、和異位性皮膚炎）的病人，不但可以藉由早期預防以減少以後發生臨床過敏性疾病的機會與嚴重度，尚可藉由早期診斷，教導其正確地避免會誘發或加重其過敏性炎症反應的過敏原或刺激物，適當保養，並給予其適當抗過敏性發炎治療，則病人將有機會恢復到接近正常的器官功能，過著與正常人相同的日常生活。

重點筆記 因為異位性皮膚炎的患者肌膚本身缺乏某些脂質，因此必須適度保養皮膚，加強皮膚保濕以及對抗外來細菌、感染源的能力。一般而言，尿素軟膏或是凡士林都可幫助皮膚建立良好的屏障。

Q45 蕁麻疹是如何發生？

很多人都有長蕁麻疹的經驗，奇癢無比的風疹塊一旦發作總是讓人難忘，多數人在幾天內就自己痊癒。

你是否曾經發生皮膚突然出現極癢的的膨疹，有如蚊子叮一般的腫塊，它往往可自行消退，但卻又常常反覆發生？

這個現象也是皮膚過敏的其中一種現象，稱為蕁麻疹。它可以發生在任何年齡上，而且來去如風一般，所以又俗稱「風疹」。

這樣的皮膚腫塊是因為皮膚內的血管擴張並且通透性增加所造成的。有時這現象位於較深層部位的血管時，皮膚的腫脹會加厚，又稱「血管神經性水腫」，常見於嘴唇、眼皮和手腳掌。如不幸發生於喉嚨，病人可能會有胸悶、呼吸困難等症狀，嚴重時甚至可危及生命。

蕁麻疹發生的原因

蕁麻疹是一種可由多種原因造成，具癢感的紅色皮膚隆起病變，其個別病變持續存在的時間通常不會超過24至

48小時。當我們於蕁麻疹病灶上加以壓力時，其顏色會消退，表示其基本病理變化乃是因皮下表淺部的血管擴張與水腫所形成。

健康小教室

蕁麻疹（風疹塊）和血管性水腫的不同

蕁麻疹是一種可由多種原因造成，具癢感的紅色皮膚隆起病變，其個別病變持續存在的時間通常不會超過24至48小時。所以蕁麻疹病灶上加以壓力時，其顏色會消退，表示它是因皮下表淺部的血管擴張與水腫所形成。

血管性水腫則是與蕁麻疹具有相同或非常相似的病理學變化的皮膚病變，但因其病變所侵犯的部位較深，位於深層真皮與皮下組織，此部位的肥胖細胞數目與感覺神經末梢的分布較少故其臨床表現與蕁麻疹並不相同，常見為較少有癢感，而表層皮膚正常的皮下腫脹。

任何原因造成的血管炎紫斑病變要與蕁麻疹的紅色的皮膚隆起病變鑑別診斷時，最簡單的方法為血管炎所造成的紫斑，存在的時間通常會超過48小時，且當我們於血管炎病灶上加以壓力時，其顏色不會消退。

蕁麻疹可以發生在所有的身體部位及以任何形狀與大小出現，但它通常很快的出現和消失，可以持續幾小時或幾天。有時蕁麻疹反覆發生持續超過六個禮拜，則稱之為慢性蕁麻疹，可持續數月或數年之久。

以食物、藥物過敏為主

　　誘發蕁麻疹發作的原因包括有食物與食物添加物、感染、藥物（包括阿斯匹林或其他的非類固醇抗發炎藥物）、感冒、陽光曝曬、昆蟲螫刺、飲酒、運動、內分泌異常、情緒壓力、及外在物理性作用等。這些誘發因素會刺激容易產生蕁麻疹的病人的身體內細胞釋放出化學介質（包括組織胺等），釋放出來的組織胺等化學介質會造成局部病灶內的血管擴張，通透性增加，使得血管內液能夠滲漏到周遭的組織，形成臨床上病人的紅色皮膚隆起與癢感。

　　有些病人的蕁麻疹誘發因素是十分明顯而易見的，例如病人每次於吃了蝦子或草莓後，在短時間內會產生蕁麻疹。但有些蕁麻疹病人（尤其是慢性蕁麻疹病人）的誘發因素則是費盡千辛萬苦仍然找不出來，我們稱之為特發性（idiopathic）蕁麻疹。

　　我們通常可將蕁麻疹藉由其致病機轉的不同，大分為與免疫（過敏）有關或與免疫無關的兩大類。

　　由過敏免疫機轉所引起的蕁麻疹乃是由人體內的免疫系統對食物、藥物、感染、昆蟲螫刺、輸注血液和其它物質引起的過度反應所造成。以食物和藥物所引起者最為常見。

最容易引發蕁麻疹的食物，包括蛋類、堅果、蚌殼海鮮。最容易引發蕁麻疹的藥物，則包括盤尼西林和磺胺類。至於有些慢性特發性蕁麻疹，我們目前已經知道其造成原因為自體免疫機轉，乃是因為病人體內的免疫系統對自己的某些成份產生了破壞性的自體免疫反應。

照著做！改善蕁麻疹超有效

1.找出過敏的誘發因素，包括食物及藥物等，並加以適當地避免或處置。

2.適當使用治療藥物，依照醫師指示適當使用抗組織胺以減輕病人不舒服症狀與癢感。

3.對於嚴重發作的病人可給予腎上腺素使其症狀能短暫地迅速緩解，必要時尚須給予短時期的類固醇治療以防止其症狀再次嚴重。

4.對於有陽光誘發型蕁麻疹的病人應避免直接曝曬於陽光下運動或工作，且出外時，應穿著有保護性的遮蓋性衣褲及使用防曬乳液。

5.對於有壓力誘發型蕁麻疹的病人應穿著寬鬆、質輕、可透氣的服飾。

6.對於因使用了阿斯匹林或其他的非類固醇抗發炎藥物而發生了血管性水腫的阿斯匹林誘發型氣喘病人，除了以後要避免使用該等藥物外，可於發燒時向醫師要求，只可給予普拿疼（Acetaminophen）的退燒藥以減少其再發作的機會。

7.應避免過度頻繁的沐浴。應以低過敏的嬰兒肥皂洗

澡後，趁皮膚上的水份尚未乾時，馬上抹以潤膚霜以保持表皮濕潤，防止過度乾燥造成皮膚搔癢，而加重蕁麻疹的臨床症狀。洗完澡後過度用力的擦拭身體，也常見促成蕁麻疹的發作。

重點筆記

　　臨床經驗上，經過調整抗組織胺劑量後，大多數可穩定控制，達到不發作的程度。很多病人會因此自行改成發作再吃藥的作法，但這也是常見的錯誤。

　　規律的服藥有助於穩定病情。國外研究發現，規律服藥者最後使用的抗組織胺總量反而比症狀發作再服藥者低，由此可見，隨著症狀好壞服藥者到頭來反而吃進更多的藥物。

Q⁴⁶ 蕁麻疹持續很久，無法痊癒？

慢性蕁麻疹的成因很多，常見的有物理性、自體免疫性甲狀腺疾病、慢性感染、結締組織疾病等，實務上要根據個別的症狀進行相關的篩檢，以期能找到隱藏底下的原因。

蕁麻疹如果發作的時間持續超過六星期就稱作「慢性蕁麻疹」，病情可能持續數月或數年，另外，有的人則是隔一段時間就反覆發作一次，帶給病人相當大的困擾。

但慢性蕁麻疹發生的原因有時很難找得出來，若於病史中無法找到線索，而病情經治療後又無法改善時，則須做一些檢查，看看是否有其他的問題。

如有懷疑蕁麻疹是由日常飲食所引起的，則可將發病前一、二天內所吃的食物記錄起來，多觀察幾次，再做嚴格的食物控制，先食用簡單的固定食譜，經兩三週無症狀發生時，再逐漸添加一種食物，若沒有症狀出現，則表示所添加的食物並非引起此病人發生蕁麻疹的原因，再依此方式繼續添加其他食物，觀察至蕁麻疹再出現時，表示過敏原就可能在其中。

以上的方法，實施起來相當費時，須要很細心、耐心才能找到過敏的食物，但也是唯一最正確找到食物中過敏原的方法。

慢性蕁麻疹的分類

一、物理性蕁麻疹

1.症狀性皮膚劃紋現象

這個症狀少見於小病患。病人可因為衣服及輕微的壓力，導致皮膚立即發癢及蕁麻疹產生，每次蕁麻疹時間不超過30分鐘，除臉上、四肢較少發生外，身體其他部位皆可發生。平均日數2-3天，最後自行消失。

致病機轉可能經由抗組織胺釋放，引起癢疹，但為何輕微皮膚接觸就會引如此機制，目前尚不清楚。治療為病人必須避免穿著毛料及貼身衣服，房間保持較冷的溫度。

2.膽鹼激導性蕁麻疹

以兒童及青少年的病患為主，特別有異位性體質的較易發生，病人抱怨運動後、洗熱水澡、情緒激動或熱飲後，可快速引起一片癢疹，通常影響頸部、手肘、膝蓋屈側或大腿內側。

有時癢疹可融合，形成大片血管性水腫，甚至造成全身性反應，如氣喘、頭痛甚至昏厥。致病機轉可能為汗過敏，經由膽鹼激性或組織胺媒介。治療為避免洗熱水澡、情緒激動及適度運動，而H1抗組織胺也會有幫助。

3.寒冷性蕁麻疹

有些小孩可因寒冷的天氣或濺到冷水，身上會起一些紅腫的癢疹，保持溫暖後、這些癢疹可在30分鐘後逐漸消退。

致病機轉可能是皮膚溫度降低，造成肥胖細胞去顆粒化釋放組織胺或其他媒介物引起過敏。治療為避免在低溫

中暴露（如在冷水池游泳）。

4.延遲性壓力蕁麻疹

一般與慢性特發性蕁麻疹共存。發生於手指、腳趾、腰帶處局部受壓的部位。有些癢和壓痛的蕁麻疹，在受壓力2小時後發生，可持續一天或二天，最後逐漸消退。

治療並沒有特別的方法，有時大量的口服類固醇可壓抑如此反應。

5.日光性蕁麻疹

當暴露在日光下1-2分鐘後，出現紅癢的斑丘疹，而避免日光曝曬後一小時內症狀消失。全身性症狀少見。這種情形通常維持幾年至成人後自行消失。

致病機轉牽涉波長290-310nm的紫外光到可見光，形成光過敏原引起表皮的肥胖細胞去顆粒化及釋放出組織胺等有關。

治療為避免日曬，使用合適防曬品，而服用抗組織胺也會有所幫助。

6.振動誘發型蕁麻疹

當皮膚受到振動的刺激後於幾分鐘內出現局部皮膚瘙癢，紅斑以及蕁麻疹。有些病人會遲至1至2小時才出現症狀。

症狀高峰期常出現在4至6小時，通常24小時內症狀會緩解。在有些病情較嚴重者，症狀可能會持續數天。

騎摩托車、騎馬、騎登山型自行車、使用手持式鑿岩機、割草機、甚至有的人使用毛巾、進行按摩、鼓掌以及走路皆曾被報告會誘發症狀。

致病機轉可能與直接刺激肥胖細胞去顆粒化及釋放出組織胺等有關。最有效的第一線治療為避免特定的振動刺激，而服用抗組織胺也會有所幫助。

二、慢性特發性蕁麻疹

每天均有自發性的蕁麻疹，發作時間超過6星期，我們稱它為「慢性特發性蕁麻疹」。每個癢疹可能持續6-8小時或更久的時間。發生在小孩的預後尚未清楚，而50％的成人在3-5年內慢慢緩解。

致病機轉可能為食物因子、感染寄生蟲等。但大部分會引起表皮肥胖因子活化的因素仍未知。治療為避免穿太緊密的毛衣及過熱的環境，以免加重癢感。避免吃阿斯匹靈或某些非類固醇抗發炎藥（NSAID）。

三、蕁麻疹性血管炎

小孩少見。診斷可見到個別的蕁麻疹，在發作超過24小時之後，皮膚出現紫斑。有時伴隨全身性症狀，包括：關節痛和肚子痛等。對抗組織胺反應很差，而這種血管炎很可能只是下列疾病的一個徵候如：系統性紅斑狼瘡、藥物過度敏感反應、血清病、急性出血性水腫、類過敏性紫斑。

其致病機轉為小靜脈血管炎。組織學上可見血管壁沉積著免疫複合體。有時也是B型肝炎感染及副蛋白質血症（paraproteinemia）的一個表現。治療方面最重要是找出病因。

四、色素性蕁麻疹（Urticaria Pigmentosa；皮膚肥胖細胞增生症）

表皮的著色性蕁麻疹是一個廣泛性色素化的蕁麻疹。在此類病人，輕微摩擦皮膚可導致立刻發紅、斑丘疹及癢疹，甚至水泡形成。在大部分的小孩，此病仍屬良性過程。最後，只遺留一點點色素沉著。偶而有全身性症狀（潮紅、下痢、腸胃出血、支氣管痙攣）發生

其致病機轉為表皮的肥胖細胞增生，與c-kit基因突變有關。治療為避免阿斯匹靈、肌肉鬆弛劑、鴉片類等麻醉劑，以免活化肥胖細胞。此外避免蜜蜂或黃蜂叮咬、以免造成全身性過敏反應。

五、斑丘疹性蕁麻疹（昆蟲螫刺反應）

這是小孩子最常見的蕁麻疹，可以是一個群狀、線狀搔癢性的蕁麻疹或丘疹，這反應是昆蟲的唾液引起的過敏性反應。

病理機轉為延遲性過敏反應引起的斑丘疹。此外IgE媒介的立即過敏亦會造成風疹塊。有時因為抓搔而引起第二度細菌感染。治療為避免昆蟲叮咬。有膿泡時可局部塗抹抗菌藥，嚴重搔癢時可用抗組織胺治療。

六、馬克威爾斯症候群（Muckle-Wells syndrome）

1962年首先描述此家族性疾病，成人期出現有復發性蕁麻疹、關節炎、四肢疼痛，此外還有神經性耳聾及腎澱

粉樣變性。

慢性蕁麻疹的治療

蕁麻疹不會傳染，治療最重要的是儘量找出原因，除去原因，才是治本的方法。治療慢性蕁麻疹最常使用的藥物為口服抗組織胺劑（包括第一型H1以及第二型H2抗組織胺劑），在控制病情而長期服用下還算是一個相當安全又有效的藥物，如產生耐藥性，再更換其它種類之抗組織胺劑即可。

少數病人須接受一段時間類固醇治療的調整。慢性蕁麻疹治療原則，須使用使蕁麻疹症狀減至最輕之最低劑量的抗組織胺劑。慢性特發性蕁麻疹在過敏免疫學專科醫師的幫忙之下，症狀通常於持續幾個月或幾年之後可自行獲得緩解，不再造成病人困擾。

蕁麻疹患者日常生活應注意的事項亦如其它皮膚病的病人，還是

重點筆記

蕁麻疹是一種常見的過敏性皮膚病，在接觸過敏原的時候，會在身體不特定的部位，冒出一塊塊形狀、大小不一的紅色斑塊，這些產生斑塊的部位，會發生發癢的情形。

蕁麻疹可以分為急性和慢性，急性蕁麻疹為暫時性的過敏反應，只要依照醫師指示治療，大多可在數日內痊癒。而慢性蕁麻疹則持續反覆的發作數月至數年，體質也會因此變得極為敏感。

以避免菸、酒、辛辣刺激性及不新鮮的食物為宜。亦當避免其它會使蕁麻疹惡化的因素如搔抓、洗熱水澡、緊身衣褲、戴項鍊、激烈運動、冷天吹電暖器致皮膚乾燥等。患者如能確實做到，皮膚的不適狀況，應可獲得最大的改善。

Part 6

其他免疫問題

免疫系統有獨特的能力學會「辨認」菌株及產生免疫力。在他們能導致感染之前，免疫系統會防止已知的菌株感染、消滅他們或使他們失去感染力。

Q47 免疫力是什麼？

它是健康的關鍵，阻擋人體受到病原體侵犯的屏障，甚至除去體內突變的細胞，以預防癌症的產生。

免疫力與免疫防禦系統

在我們人類生存的大自然空間裡，到處皆充滿著成千上萬的病原體（包括病毒、細菌、黴菌、原蟲、立克次氏體、披衣類及黴漿菌等）隨時伺機要侵犯人體，但我們絕大部分的人仍然能夠活下去，這主要是由我們人體內具有一個複雜、微妙、且有效的免疫防禦系統，使我們得以克服大部分病原體的人體侵犯。

人體內免疫系統之基本功能除了抵抗外來的病原體侵犯外，尚有下列兩大功能：

1.衡定功能：去除自體內老化或受損變形之細胞，以維持個體之原態。

2.監視功能：認識個體內突變之細胞並去除之，以防止癌症的產生。

當體內抵抗外來病原體之防禦功能，因遺傳或受外來繼發因素影響而低下時，則會形成原發性或繼發性免疫不全症；若其功能過度亢進則易造成過敏性反應。

而衡定功能太亢進所造成的自體免疫性疾病，除了會受遺傳，荷爾蒙等影響外，可能亦會受到外來病原體侵入的誘發而產生。

　　至於因老化，疾病本身或長期使用副腎皮貿素或免疫抑制劑等種種因素所造成的免疫監視能力低下，則會有形成惡性疾病之傾向。

免疫防禦系統

　　一般而言，人體的免疫防禦系統主要可區分為物理化學障壁（Physical or chemical barrier）和免疫反應（immune response）兩種。

1.障壁系統

　　包括人體的皮膚、呼吸道、胃腸道及生殖泌尿道的黏膜組織之完整性，所分泌的各種黏液、脂肪酸、酵素、溶媒體、抑菌物質，酸鹼度的變化及附生其中的正常菌叢的狀況，甚至其管道系統內之通暢與否，皆與個體的致病有著密切的關係。

2.免疫反應

　　又可分為特異性及非特異性兩種。所謂特異性免疫反應乃指對外界某一特定抗原侵入時的認知及反應，專對其特定抗原產生一連串的反應來保護個體免於受到傷害，其反應是有記憶性的，且當第二次再遇到同樣的抗原入侵時具有免疫增強作用。負責特異性免疫反應的主要為淋巴球及其所分泌的免疫球蛋白（B淋巴球）和淋巴激素（T淋巴球）。

負責非特異性免疫反應的體內成份，又可分為細胞部份，如多形核白血球（嗜中性、嗜酸性及嗜鹼性白血球）、單核球、巨噬細胞及自然殺手細胞。非細胞部分包括急性反應蛋白（如CRP）、補體、溶媒體及干擾素等。

這些物質或細胞可對任何一種侵入體內的不屬於該個體所有的抗原，發生相同的反應後加以吞噬、消化、破壞和殺死。其反應非針對某一特定抗原才發生，並無記憶性，且對第二次再遇到同樣的抗原入侵時，並無免疫加強作用，故稱為「非特異性反應」。

改變醫療里程牌

免疫學是近幾年來進步最快的科學之一，幾乎每一門臨床醫學都應用了它的原理來做診斷和治療。再加上其他相關科學，如生化學、生理學、微生物學、分子生物學、遺傳基因工程等的進步，使得免疫學檢查方法得以日新月異。

經由這些檢查使我們明瞭很多疾病的產生都和個體免疫反應的異常有關，更由此瞭解了各種疾病的免疫致病機轉後，我們可進一步發展出過敏免疫風濕性疾病的較佳處置方式。

最近更由於分子生化學與分子遺傳學的長足發展和結合，讓我們了解了很多過敏性疾病、風濕性疾病與免疫不全症的真正基本的遺傳學原因外，並進一步解釋了許多正常免疫學上重要的關鍵步驟。

Q⁴⁸ 總是在感冒，免疫力拉警報？

一旦身體的免疫系統學會辨識了許多感冒病毒株，
往後得到感染的頻率就會減少。

反覆性或異常的嚴重感染

我們居住的地方充滿各種不同的微生物，大家難免會得到感染。大多數的人能從感染中恢復，但其中有些人會因反覆的感染需要抗生素治療。反覆性感染一方面是多次的感染，另一方面是病人比其它多數人有更長的感染期和更嚴重的病程。

有病人的持續性感染則是由一種罕見的細菌類型所導致，而這些細菌並不會感染健康的人。這些有反覆性或異常的嚴重感染病人皆須請過敏免疫學專科醫師來進行免疫力是否有缺陷的評估和適當的治療。

當導致疾病的病菌譬如細菌、病毒或黴菌侵略身體時即發生感染。我們對數以萬計不同菌株的感染是有感受性的。免疫系統有獨特的能力學會「辨認」菌株及產生免疫力。在他們能導致感染之前，免疫系統會防止已知的菌株感染、消滅他們或使他們失去感染力。

一些菌種有很相似的結構，當你的免疫系統學會辨認

其中一種，它可以保護你免於其他結構相似的菌株侵襲。如果菌種間結構不相同，免疫系統必須單獨地學會辨認各個菌種。一旦你的免疫系統學會了辨認特殊菌株並成功地戰勝了它，則你較不易再受此菌株的感染。

孩子常感冒不用太擔心

第一線防禦感染系統位於身體與外界物質接觸的皮膚和呼吸系統、消化系統的黏膜上。割傷的手比完整的皮膚易得到感染。同樣的，紅腫或受傷的鼻子、鼻竇和肺的黏膜為菌株提供了優勢的環境。

如果你整年不斷地接觸過敏原如灰塵、塵蟎、花粉和黴菌，則你的黏膜可能已被傷害，事實上你對感染的感受性增加了。一旦有菌株入侵身體，身體內的免疫系統就開始反擊。

最常見的感染是病毒所致的呼吸道感染（即感冒）。一般的幼兒在一至三歲之間，平均每年得到十二次的感冒。典型感冒的症狀持續五到十天。如果孩子每一年得到十二次的感冒，每次病程少於十天且通常不需要抗生素的治療即可改善，通常不是令人擔心的事。

如果大半時間都在感冒，這些病毒感染是因幼兒與其他已被感染的孩子親密接觸或因他們的免疫系統相對地不成熟而造成。一旦兒童的免疫系統學會辨識了許多感冒病毒株，往後孩子得到感染的頻率就會減少。

許多人搞不清楚持續幾星期的胸悶、鼻子癢、鼻涕到底是來自於過敏性鼻炎，或是由一般感冒或鼻竇炎所造

成。一旦過敏的可能性被排除，原因可能只是單純地來自高暴露所造成的反覆感染，或這些感染是免疫缺損所造成。

免疫缺損有許多形式，有一些非常嚴重或危及生命；另有許多免疫缺損雖然輕微，但仍足以導致反覆或嚴重的感染，如果一直有身體特定部位的反覆感染，則要考慮是否到過敏免疫專科進行檢查。

Q⁴⁹ 身體一直反覆感染，需要看免疫科？

大部分免疫缺損的病人會以反覆感染為最常見的表徵，但單一的異常菌株感染也要考慮病人可能有免疫缺損的問題。

免疫缺損的徵象

免疫缺損的人與一般健康的人同樣會得到某些感染，如中耳炎、鼻竇炎和肺炎。不同的是，他們的感染頻率更高更嚴重且更容易產生發併發症。若沒有使用抗生素通常無法治癒，或就算完成一到二個星期之抗生素療程，疾病仍會再復發。這些患者每年需要頻繁地使用多種抗生素來維持健康。

有某種免疫缺損的病人比一般健康的人更易在身體的特定部位感染，如骨頭、關節、肝臟、心臟或腦，這些地方是正常人較少出現感染的地方。大部分免疫缺損的病人會以反覆感染為最常見的特徵，但單一的異常菌株感染也要考慮病人可能有免疫缺損的問題。

「到底超過幾次的感染屬於不正常？」過敏免疫學專科醫師經常以抗生素的使用頻率作為重大感染指標。大孩子和成人以及免疫系統正常者很少需要抗生素治療。但是也有些特殊情況需要考慮，如許多幼兒因反覆中耳炎接受

許多次抗生素治療，並不一定是免疫缺損，必須請過敏免疫學專科醫師確定是否為過敏與局部解剖結構尚未發育完全或有先天性異常。

所以，耳朵感染的次數多，也許在五歲以下孩子是正常的，但在大孩子和成人明顯地是反常的。

以下指標可以幫助我們判定病人屬於感染頻率過高者

- 兒童每年需要四次以上或成人每年需要二次以上的抗生素治療
- 四歲以後，每年四次以上的中耳炎
- 一年內有兩次以上的肺炎
- 每年三次以上的細菌性鼻竇炎或慢性鼻竇炎
- 需要預防性抗生素來降低感染次數
- 任何異常嚴重的感染或被一些特定年齡群不易感染的細菌感染

如果你有任何上述現象，過敏免疫學專科醫師將考慮是否需要做進一步免疫功能的評估。如果被確定為免疫缺損，早期治療可以防止感染所導致的併發症以及避免其他更嚴重和更難以治療的感染。

雖然小孩子可能會有很多次的呼吸道感染，但異常地頻繁或嚴重的感染是重要的警訊。二到三歲以內可能會出現非常明顯且很嚴重的免疫缺損。

若有以上提及的徵象，醫師應該考慮進一步評估病人是否有免疫缺損的可能，包括：口腔或皮膚的持續性黴菌感染、長時期的腹瀉或持續性的咳嗽。

如果一個患者的感染頻率超出正常範圍，應該考慮將

患者轉介給過敏免疫學專科醫師做進一步的評估。最常見的免疫缺損是製造抗體的能力有所缺陷。抗體是黏附在菌株上幫助身體消滅病原菌的蛋白質。

簡單的驗血可以測量身體生產的抗體數量，充分地評估你的抗體是重要的。在投予白喉、破傷風和肺炎疫苗之前和投予後的三到四個星期執行驗血可以評估抗體反應。

皮膚測試或特定的驗血可能診斷其它免疫缺損的形式。有時做皮膚過敏測試是因過敏原可能影響感受性，有許多免疫缺損病人同時受過敏所苦。

反覆性感染的治療

對於反覆性感染我們能做什麼呢？最重要的是要瞭解免疫缺損形成的原因及正確的診斷免疫缺損。

一旦過敏免疫學專科醫師正確地診斷出免疫缺損，他們能提供完整的治療使免疫缺損的

重點筆記

有免疫缺損的家族史或無法解釋的嚴重感染的病人，甚至在他們尚未感染以前，就應該做免疫功能的評估。某些個案在出生時也許就要做。

過敏免疫學專科醫師能向家屬詳細說明其它家庭成員發生免疫缺陷的風險和因免疫缺損所受的影響。

在感染發生之前，如果合併其它與免疫不全有關的典型異常，患者就可以被提早診斷為免疫缺損，讓病人充分瞭解自身的狀況可以有效防止這類疾病的併發症。

情況會獲得改善。例如，免疫缺損的最常見的抗體缺乏可以使用靜脈注射免疫球蛋白（IVIG）。靜脈注射免疫球蛋白能補充身體無法製造的抗體。

　　有經驗的過敏免疫學專科醫師能有效處理免疫缺損病人的問題，降低感染和加強免疫系統。

Q50 何謂免疫不全症？

病人因異常免疫功能導致免疫缺損與臨床症狀，稱之為「免疫不全症」。

注意免疫不全的警訊

在門診中可以經常聽到父母在主訴病情時說：「我的小孩從去年年底，到現在一直在感冒都沒好，是不是免疫系統出狀況了？」

但其實在仔細問診之後，可能其中有一、兩個星期是沒有感冒的症狀，或症狀並不相同，而焦急的家長總是認為孩子是不是出了什麼狀況，這個情況不見得是免疫不全或缺損，但仍須經過專科醫師詳細的問診，才能做為判斷。

正常免疫機能的運作，乃是經由各種特異性或非特異性的免疫機轉相互配合，共同合作來完成。若在免疫作用機轉中，任何一個環節有所缺乏，則會造成發炎反應的無法形成及嚴重度不等但反覆發生的細菌性、黴菌性或病毒性的感染。病人因異常免疫功能導致免疫缺損與臨床症狀，稱之為「免疫不全症」。

免疫不全症不論是原發性或繼發性（惡性疾病、營養

不良、使用細胞毒性製劑或種種的病理性狀況及代謝性疾病所造成者），其臨床表徵大致皆相同。而免疫不全與感染發生的因果關係，亦十分錯綜複雜，因很多感染本身可造成免疫不全，而免疫不全亦會造成容易感染。

當面對病人有超出尋常的反覆性感染或感染嚴重度時，醫生必須考慮到病人是否有免疫不全症的可能性。

若能早期診斷出免疫不全症的病人，則可以避免掉此症所跟隨而來的慢性肺病、局部化膿性感染和過度嚴重無法抵抗的敗血症。尚可提供病人及其家屬有機會可以進行遺傳諮詢、帶原者偵側、產前診斷和免疫療法的早期給與。

由於以上的原因，我們建議所有懷疑有免疫不全症的病人皆應適時對病人進行適當之免疫學篩檢，並須請免疫學專科醫師作進一步的評估與處置。

原發性免疫不全症

面對一名懷疑有免疫不全症的病童，醫師須先排除有過敏與解剖學上結構異常的可能性。當一病童因解剖學上結構異常而造成反覆性感染時，其臨床上的主要特徵為反覆性細菌感染發生於相同的部位。其他尚須排除的主要為病童是否有過敏症。

原發性免疫不全症可分為五大類：

1.抗體性免疫不全症

當病童具有此免疫不全症時，其主要臨床表現為反覆性細菌感染發生於不同的解剖學位置，如中耳、副鼻竇、

肺部等之感染，敗血症，腦膜炎，及胃腸道的感染。

2.細胞性免疫不全症

當病童具有此免疫不全症時，其主要臨床表現為異常增加細胞內感染（例如：病毒、黴菌、原蟲和一些細菌）和癌症的發生率。

3.複合型（B及T細胞）免疫不全症

當病童具有此免疫不全症時，其主要臨床表現為同時有反覆性細菌感染發生於不同的解剖學位置，如中耳、副鼻竇、肺部等之感染，敗血症，腦膜炎及胃腸道的感染以及異常增加細胞內感染（例如：病毒、黴菌、原蟲和一些細菌）和癌症的發生率。

4.吞噬細胞功能失調

當病童具有此免疫不全症時，其主要臨床表現為大幅增加化膿性細菌感染的機率，包括中性球異常的反覆性化膿性體表面細菌感染，如膿痂疹、癤子、膿瘍；或脾臟缺乏或功能異常的嚴重敗血症和腦膜炎。

5.補體異常所造成的免疫不全症

當病童具有此免疫不全症時，其主要臨床表現為反覆性突發性水腫、反覆性細菌（尤其是肺炎雙球菌或奈瑟氏菌）感染、關節炎、皮膚疹、腎絲球腎炎及類狼瘡症候群。

要確定免疫免疫不全症檢查的首要步驟為獲得完整的病史。對過去的感染病史須包括感染形式、致病病原體種類、侵患部位的多寡、異常嚴重感染頻率的增加、不尋常的合併症及不良的治療反應。其他尚須詢問的包括對疫苗注射的副作用，及是否有慢性腹瀉、生長不良、自體免疫

或過敏現象。

　　家族史須包括：家中成員是否有不尋常的反覆感染、早期嬰兒死亡、過敏、自體免疫疾病、淋巴網狀組織的惡性腫瘤、AIDS和HIV感染的高危險因子。

　　免疫不全症檢查的次要步驟為完整的理學檢查，尤其著重於過去和現在感染的特殊部位，整體的健康及生長狀況，是否存在有扁桃腺組織、淋巴結、肝脾腫大、出血點、眼睛皮膚白化症、濕疹樣或脫皮性皮膚疹、運動失調或微血管擴張。通常經由上述的病史和理學檢查，即可找出大多數明顯的免疫不全症。所以，建議由免疫專科醫師進行治療，即可獲得改善。

國家圖書館出版品預行編目資料

過敏免疫關鍵50問 /
徐世達著. 第一版. -- 臺北市：文經社,
2012.08 面；公分. --（家庭文庫：C209）
ISBN 978-957-663-673-8 (平裝)

1. 過敏性疾病 2. 問題集
415.74022   101013447

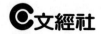

文經家庭文庫 209

過敏免疫關鍵50問

著　作　人 — 徐世達
發　行　人 — 趙元美
社　　　長 — 吳榮斌
企 劃 編 輯 — 林麗文
美 術 設 計 — 龔貞亦
出　版　者 — 文經出版社有限公司
登　記　證 — 新聞局局版台業字第2424號
＜總社‧編輯部＞：

社　　　址 — 104-85 台北市建國北路二段66號11樓之一（文經大樓）
電　　　話 —（02）2517- 6688（代表號）
傳　　　真 —（02）2515- 3368
E - m a i l — cosmax.pub@msa.hinet.net
＜業務部＞：

地　　　址 — 241-58 新北市三重區光復路一段61巷27號11樓A（鴻運大樓）
電　　　話 —（02）2278- 3158‧2278- 2563
傳　　　真 —（02）2278- 3168
E - m a i l — cosmax27@ms76.hinet.net
郵 撥 帳 號 — 05088806文經出版社有限公司
新加坡總代理 — Novum Organum Publishing House Pte Ltd.　　TEL:65-6462-6141
馬來西亞總代理 — Novum Organum Publishing House (M) Sdn. Bhd. TEL:603-9179-6333
印　刷　所 — 通南彩色印刷有限公司
法 律 顧 問 — 鄭玉燦律師（02）2915- 5229
發　行　日 — 2012年 9 月　第一版　第 1 刷
　　　　　　　 2015年 9 月　　　　第 4 刷

定價／新台幣 250 元

Printed in Taiwan

文經社網址 **http://www.cosmax.com.tw/** 或「博客來網路書店」查詢文經社。
更多新書資訊，請上文經社臉書粉絲團 **http://www.facebook.com / cosmax.co**